EDAF

MADRID = MÉXICO = BUENOS AIRES = SAN JUAN = SANTIAGO

EDAF

MADRID · MÉXICO · BUENOS AIRES · SAN JUAN · SANTIAGO

MARTHA BALDWIN

AUTOSABOTAJE

Cómo eliminarlo y elevarse
hacia el éxito

BOLSILLO ✦ **EDAF**

Título original:
SELF-SABOTAGE

© De la traducción: Julia Fernández Treviño
© 1987, Martha Baldwin
© 2001, De esta edición, Editorial EDAF, S. A., por acuerdo con Warner
Books, Inc., New York, New York (EE.UU.), todos los derechos reservados.

Editorial EDAF, S. A.
Jorge Juan, 30. 28001 Madrid
http://www.edaf.net
edaf@edaf.net

Edaf y Morales, S. A.
Oriente, 180, n° 279. Colonia Moctezuma, 2da. Sec.
C. P. 15530. México, D. F.
http://www.edaf-y-morales.com.mx
edafmorales@edaf.net

Edaf del Plata, S. A.
Chile, 2222
1227 - Buenos Aires, Argentina
edafdelplata@edaf.net

Edaf Antillas, Inc
Av. J. T. Piñero, 1594 - Caparra Terrace (00921-1413)
San Juan, Puerto Rico
edafantillas@edaf.net

Edaf Chile, S.A.
Huérfanos, 1178 - Of. 506
Santiago - Chile
edafchile@edaf.net

4.ª edición, marzo 2005

Depósito legal: M. 4.080-2005
I.S.B.N.: 84-414-0902-1

PRINTED IN SPAIN   IMPRESO EN ESPAÑA

ANZOS, S.L. Fuenlabrada (Madrid)

Dedicatoria

A todos mis maestros, y en especial a mis hijas, Lucie y Leigh, que han abierto mi corazón con su amor, integridad y coraje.

Agradecimientos

Agradezco a todos los amigos y colegas que me han alentado y ayudado a crear este libro, y muy en especial a Peggy Bryant, Sandy Morrison, Michelle Goodwin, Joan Bolmer, Erik Dalton, Anne Southern, Barbara y Jim Allen, Bill Brown, Richard Fiske, Carolyn Conger, Brugh Joy, Jerry Frankhauser, Jut y Elissa Meininger, Joyce Ingram, Gary Baldwin, Katherine Wise, Joe LaRocca, Liz Holt, Debi Pettigrew, Marilyn Ratzlaff y Betty Wright.

Índice

Págs.

Prólogo

EN SU *best-seller*, Robin Norwood identificó quince modelos de conducta comunes en la vida de las MUJERES QUE AMAN DEMASIADO. La autora ha tocado una fibra que existe en el corazón de todas las mujeres que han visto su vida reflejada en sus palabras. Últimamente se han extendido mucho en todo el territorio de los EE.UU. los grupos de apoyo para Mujeres que Aman Demasiado.

Los hombres también han reconocido que estos modelos prevalecen en sus vidas. Lo cierto es que somos una cultura que ama demasiado y que ama de un modo destructivo.

Para dejar «de amar tanto» debemos aprender a amar sin herirnos a nosotros mismos ni a los demás. Una vez que dominamos el arte, ya no incurrimos en el problema de amar demasiado. Es imposible amar demasiado a los demás cuando somos expertos en el «ser» y el «hacer» del amor. Es entonces cuando tenemos la capacidad para amar con libertad, responsabilidad, respeto, gratitud y humildad tanto a los otros como a nosotros mismos. Comprendiendo y practicando de esta forma el amor, jamás amaremos demasiado.

El amor es una habilidad que debemos aprender y dominar. Cuando amamos en exceso, en realidad no amamos, sino que simplemente nos comportamos de una forma sobreprotectora, ignoramos los límites que separan nuestra vida y nuestras responsabilidades de las de los demás y fracasamos en el intento de asumir la responsabilidad de educarnos a nosotros mismos adecuadamente. El amor es real; es la única realidad con la que podemos contar y en la que podemos confiar. El amor puede hacer daño y también puede curar. Podemos utilizarlo de ambas formas. El amor que cura se expresa libremente con responsabilidad y compromiso, cuidado y generosidad, respeto, intimidad, humildad y con un profundo conocimiento de uno mismo y del otro. Dar y recibir amor es esencial para la salud, el bienestar, el goce y el éxito.

Cuando experimentamos un amor incondicional, hemos desarrollado un profundo nivel de autoconsciencia, una aceptación de nuestro valor como seres espirituales, una autoestima basada en la forma en que construimos nuestra vida, un amor hacia nosotros mismos que abarca todo lo que somos, una confianza en nuestra propia persona que reconoce nuestra capacidad para afrontar cualquier desafío que la vida nos presente y un respeto por nuestras propia capacidad que reconoce y valora la integridad de nuestras emociones y de nuestras experiencias vitales. La suma de todos estos componentes va más allá de ellos con el fin de favorecer la autorrealización y el estado del ser que es el amor incondicional *.

---

* Para estudiar estos conceptos, véase el vídeo de Lazaris titulado *Amor incondicional* publicado por Concept Sinergy, P.O. Box 159 (M) Fairfax, CA 94930, 415-456-4855, 1985.

EDÚQUESE USTED MISMO PARA CONSEGUIR EL ÉXITO le enseñará a amar con responsabilidad. Es un libro que muestra de qué forma es posible dejar de amar en exceso a los demás y acabar con el autosabotaje. Enseña a centrase en la energía del amor y abarcar a todos los seres parciales que existen en su interior. Respeta los límites que lo definen como persona y lo anima a mantener su integridad para que sus relaciones sean sanas y satisfactorias.

Mientras aprende a amar con responsabilidad y destreza, los demás se beneficiarán de la energía de su crecimiento personal y de su autorrealización. Imagine las posibilidades que surgirán en tanto esta habilidad para amar se convierta en la norma del planeta que compartimos. Nuestras bendiciones se multiplicarán de una forma extraordinaria cuando la mayoría de nosotros asuma la responsabilidad total del milagro de la vida y del mundo que creamos.

Introducción

DURANTE los últimos once años he trabajado como psicoterapeuta enseñando a cientos de personas a educarse a sí mismas correcta y amorosamente. En los comienzos de mi experiencia como terapeuta observé que como adultos todos somos responsables de nuestro crecimiento y de completar nuestra educación corrigiendo cualquier modelo destructivo que hayamos experimentado en la infancia. Para afrontar estos desafíos debemos asumir la responsabilidad de aprender lo que constituye una educación sana. El objetivo es desarrollar un padre interno que eduque correctamente y ame de una forma incondicional al niño que vive en nosotros y que constituye la esencia de lo que somos.

La capacidad de educarnos a nosotros mismos incluye saber centrar nuestra mente y nuestro corazón en la energía del amor; supone cultivar una consciencia amorosa de todos nuestros seres internos, y en especial del Niño Interior y de la parte de nosotros mismos que nos atemoriza y a la que denomino el Saboteador. Educarse a sí mismo requiere también reconocer y aceptar los límites físicos, mentales y emocionales que definen y separan a las personas. Esto nos capacita para establecer los límites necesarios para nosotros y para los demás de una forma cordial.

Como cultura hemos perdido de vista la importancia de conocer cómo podemos educarnos adecuadamente y tener relaciones afectuosas con los demás. No conseguimos respetar los límites que separan una vida de otra y nos negamos a establecer límites que favorecerán las relaciones con nosotros mismos y con los demás. Amamos en exceso a los otros y negamos nuestra responsabilidad de educarnos a nosotros mismos.

Sufrimos todos los problemas que surgen cuando se ignoran los procesos antes mencionados. Los modelos de adicción y dependencia mutua, las relaciones destructivas, las familias conflictivas, los jóvenes rebeldes e irresponsables, la confusión y la promiscuidad sexual, las preocupaciones financieras, la salud deteriorada y la expresión personal menguada reflejan nuestra incapacidad para comprender cuáles son las actitudes y las conductas realmente enriquecedoras, y de este modo nos resulta muy difícil practicarlas.

Se ha escrito mucho acerca de superar las limitaciones y sumergirse en nuestro vasto potencial de creatividad y abundancia que permanece aún sin explotar. La paradoja es que una de las mayores limitaciones que debemos superar se debe a que no comprendemos la función e importancia de una educación sana, que incluye aceptar las propias limitaciones y los límites que existen entre los seres humanos. Después de todo, estamos conectados y a la vez formamos parte de La Fuente de Vida y Energía del Universo, el Amor de Dios. Y sin embargo, en esta dimensión de tiempo y espacio en que nos encontramos, también somos individuos que tenemos la responsabilidad de nuestra propia vida y el desafío de realizar nuestro propósito en la vida.

Para reclamar dicha responsabilidad y afrontar nuestro desafío, debemos saber cómo encontrar nuestro centro y centrarnos en el amor de Dios. Dentro de ese centro que es un reservorio de fuerza y sabiduría innata, existe el equilibrio y la capacidad de hacernos cargo de nuestra vida. No debemos pasar por alto que en el sentido más profundo de «lo que es» la vida, los demás tienen también esta capacidad de asumir la responsabilidad de su propio ser. Esto nos libera de la ilusión de tener que cuidar a nuestro hermano en vez de ocuparnos de nosotros mismos.

Mientras honramos nuestra propia vida y nuestros propios recursos, liberamos a la gente que no quiere responsabilizarse de su propia vida ni de sus propias decisiones. No hay ninguna necesidad de seguir intentando controlar a los demás. Sabemos que esto es imposible. En su lugar, nos ocupamos de controlar aquello que tiene que ver con nosotros mismos. ¡Qué alivio! ¡Vaya desafío!

Nos liberamos de las trampas que creamos dependiendo de los otros y saboteándonos debido al miedo que nos produce crecer y desprendernos de nuestros apoyos. Ahora somos libres para reclamar la riqueza y la abundancia, la salud, las relaciones felices y la expresión personal libre que nos corresponde por derecho de nacimiento. La vida es simple y no compleja. Somos libres para amarnos a nosotros mismos y a los demás sin culpa ni compasión. Pretendemos conocer la verdad sobre nosotros mismos, pues somos los verdaderos creadores de nuestra realidad.

¡Una baja autoestima es una reliquia del pasado! A medida que crecemos y reclamamos la totalidad de nuestro poder y de nuestros recursos, nos sentimos muy a gusto con nosotros mismos y con la vida. Somos un microcosmo del universo, los dioses de nuestra mente, nuestras emociones y nuestros cuerpos. Y somos células individuales en el cuerpo de Dios, parte de la fuerza creativa original del universo.

Cuando nos centramos, cuando sabemos quiénes somos y mantenemos nuestros límites intactos, nos movemos más allá de las limitaciones y del autosabotaje hacia el poder de la concentración total que poseemos para vivir en prosperidad y abundancia. La elección es nuestra momento a momento y a lo largo de toda nuestra vida. Y cuando encontramos la muerte física, el límite final de la vida en esta dimensión, nos sentimos libres para abandonar este plano material sabiendo que hemos utilizado completamente el regalo de una existencia.

MARTHA BALDWIN

CAPÍTULO I

Educar a su niño interior

CRECER SIGNIFICA asumir la responsabilidad total de amar y educar satisfactoriamente al Niño Interior que habita en la profundidad de su ser. Independientemente de cuán correcta o incorrectamente hayan hecho su trabajo las personas que lo han educado, una vez pasada la infancia y la adolescencia el desafío de educarse a sí mismo de una forma acertada solo le corresponde a usted.

Acaso en vez de crecer y asumir la responsabilidad de su propia educación haya usted elegido educar a otros, con la esperanza de que ellos le correspondan atendiendo a sus necesidades y sentimientos. Este modelo, que en nuestra cultura se supone que deben seguir tanto hombres como mujeres, produce dolor, culpa y relaciones decepcionantes. Solo nos sirve para sentirnos bloqueados y frustrados, para que amemos excesivamente a los demás mientras nos olvidamos de nosotros mismos. Resentidos, pero valerosos, insistimos en martirizarnos intentando controlar la vida de otras personas mientras nos negamos a hacernos cargo de la nuestra. Nos fatigamos realizando esfuerzos por controlar lo incontrolable, nos maltratamos e ignoramos la responsabilidad que tenemos con nosotros mismos y que sí podemos controlar.

Si este modelo le resulta incómodamente familiar, probablemente usted ha seguido el ejemplo que sus padres le enseñaron a valorar. El modelo para educarse a sí mismo se basa en la experiencia con los propios padres. Si ellos instauraron un modelo sano y efectivo, impartiendo cuidados pero definiendo límites, dispondrá usted de una base sólida sobre la cual construir. Pero si, por el contrario, sus padres aplicaron los modelos que aprendieron de sus propios padres, que no resultaron efectivos en su matrimonio ni tampoco en la educación impartida a sus hijos, usted deberá afrontar como adulto el desafío de educarse a sí mismo satisfactoriamente.

Y educarse satisfactoriamente significa amar, reconocer y aceptar al Niño Interior que es la esencia de lo que usted es. También significa concentrarse y centrar el poder de su mente en la energía del amor para poder pensar con claridad y constructivamente. Cuando usted desarrolle un padre afectuoso para usted mismo, que esté aliado con una mente sana y positiva, su Niño Interior prosperará en un clima interno de amor incondicional y aceptación que usted creará momento a momento por sí mismo. Mas aún, su mundo interno de amor y energía positiva se reflejará en su mundo exterior a modo de relaciones productivas y amorosas con los demás. Cuando usted advierta y experimente que puede cuidar de sí mismo correctamente y de un modo alegre, no se sentirá tentado a amar en exceso a otras personas mientras ellas se olvidan de sus propias responsabilidades y se muestran desconsideradas con usted.

Sus relaciones externas reflejan la calidad de la relación que usted mantiene consigo mismo. Si tiene dificultades en las relaciones con los demás, acaso dichas relaciones le enseñen lo que está sucediendo en su interior entre las diversas partes de usted mismo. Es probable que esté proyectando esas relaciones internas en los modelos de conducta con otras personas.

Los demás necesitan expresarse sinceramente y también necesitan su amor, reconocimiento y aceptación. Ellos necesitan saber que usted será sincero y que dirá no cuando eso es lo que sienta. Necesitan saber que usted expresará libremente cómo se siente y qué necesita, y que les permitirá responder con toda sinceridad, cualquiera sea su respuesta. Y usted necesita saber que ellos lo retribuirán diciendo francamente lo que piensan, sienten y necesitan y dándole a usted la libertad de responder con toda claridad.

Del mismo modo, su Niño Interior necesita saber que usted lo ama, lo reconoce y lo acepta incondicionalmente. Desea que lo escuchen, que lo cuiden y lo eduquen efectivamente. Él se siente realmente cómodo cuando puede confiar en que usted lo protegerá al reflexionar con honradez y afecto y al oponerse a los pensamientos críticos y temerosos que son los que producen el autosabotaje. El Niño Interior necesita saber que usted dirá que no a los demás cuando sea necesario atender a sus propias necesidades y sentimientos. También necesita estar seguro de que usted le pondrá un límite cuando sus exigencias sean excesivas, cuando le demande que satisfaga sus requerimientos de inmediato y cuando intente convencerlo de que haga algo en contra de sus intereses.

Resulta muy útil imaginar a la niña o al niño que hay dentro de usted. Quizá le interese encontrar fotografías de su infancia. Acaso desee ampliar algunas de esas imágenes para tenerlas frecuentemente a la vista con el fin de recordar a su Niño Interior en el presente. Probablemente le atraerán aquellas fotografías en las que se le ve feliz y disfrutando de la vida. Es muy importante poder ver con claridad al Niño Feliz. Conserve estas fotografías cerca de su corazón.

Es posible que le resulte difícil recordar y ver el otro lado del niño que habita en usted; el niño asustado, herido, enfadado, maltratado, triste y aislado es mucho más difícil de amar, reconocer y aceptar y también es difícil escucharlo. Sin embargo, este es el niño que más necesidad tiene de ser mirado, orientado y amado. Necesita ser liberado de su sufrimiento y de su malestar a través del amor y la aceptación

Quizá usted esté habituado a ocultar a la niña o al niño que llora, se siente herido/a, lastimado/a o incluso castigado/a dentro de usted. No es fácil observar a un niño que no hace más que moquear, cuyo rostro expresa depresión y sus ojos reflejan sufrimiento y dolor. Usted posiblemente desee ocultar a este niño para no ver la profundidad de su desesperación y evitar que los demás lo vean. Quizá le haya dado la espalda a esta parte de sí mismo desde hace muchos años y probablemente dude de que semejante niño tenga un lugar en su vida.

Sin embargo, existe la posibilidad de que un niño herido habite en lo más profundo de usted. Algunas personas han experimentado más abusos y dolor que otras, pero nadie llega al estado adulto sin haber pasado por momentos difíciles, experiencias dolorosas y periodos de decepción y pérdida.

Si sus padres le ayudaron a expresarse de una forma sana cuando su mundo se estremeció debido a experiencias difíciles o desalentadoras, probablemente haya acumulado poco dolor para su vida actual y futura. Desgraciadamente, esta no ha sido nuestra norma cultural, puesto que el miedo y la negación de los sentimientos han existido durante años. Es mucho más probable que haya usted aprendido a ocultar y más tarde ignorar al niño que sufre dentro de usted, pero que a la vez sea extremadamente sensible a ese mismo niño que observa sufrir en las demás personas. Si este es el caso, uno de sus retos como adulto es enfrentarse con su propio Niño Interior herido en vez de rechazarlo y al mismo tiempo intentar sanearlo en los demás. Una vez que se sienta con el valor suficiente para mirar esa parte de usted con una actitud de amor y aceptación, estará en el camino de curarse a sí mismo y disfrutar de unas relaciones sanas y completas.

Con el fin de observar a su Niño Interior Herido, deberá mirar detrás de los muros que ha levantado para esconder esta parte sufridora de usted mismo. Existen muchas formas de ocultar al niño herido que hay en usted. Acaso reconozca algunos de estos modelos en los variados disfraces tras los que oculta a su Niño Interior Herido. ¿Oculta usted a su niño herido:

1. Detrás de una fachada machista de tipo duro?
2. Detrás de una supermujer con una apariencia invulnerable?

3. Detrás de sus enojos o de sus intentos por culpabilizar a los demás?
4. Detrás de una conducta compulsiva como comer en exceso, abusar del alcohol o de las drogas, promiscuidad sexual, trabajar en exceso o robar a los demás?
5. Detrás de ciertas fobias?
6. Detrás de una actitud que rescata a los demás e intenta controlar sus vidas?
7. Detrás de la confusión y la sensación de impotencia?
8. Detrás de conductas irrelevantes?
9. Detrás de una conducta excesivamente razonable y controladora?
10. Detrás de una conducta autodestructiva o suicida?

Si se ha quedado fijado a alguno de estos modelos, quizá esté usted quedando en ridículo ante sí mismo. Los demás probablemente reconocen su sufrimiento o al menos advierten que su conducta está distorsionada. La tragedia es que hasta que sea usted capaz de ver y ser su ser real, insistirá en alienarse y apartarse de aquellas personas que lo quieren y que podrían ofrecerle su ayuda para eliminar su dolor.

Cuando usted esté preparado para traspasar los muros defensivos a fin de enfrentar y reconocer a su Niño Interior Herido, deberá comenzar el proceso de desarrollar una relación afectiva con esta parte tímida y temerosa de sí mismo. Ganar su confianza requerirá tiempo y paciencia. Después de todo, lo ha ignorado usted durante años y su Niño Interior necesita conven-

cerse de que usted tiene la seria intención de aceptar
su existencia y atender sus necesidades y sentimientos. Durante esta etapa es preciso un esfuerzo continuo
por su parte para sintonizar con su Niño Interior e imaginar que lo acerca a su corazón y lo colma de amor
y de luz.

Una vez que su Niño Interior comience a sentirse
seguro con usted y a confiar en que realmente está
interesado en su existencia, comenzará a compartir
con usted lo que quizá haya olvidado y se haya negado
a aceptar durante años. Acaso experimente una profunda ira, dolor, tristeza, soledad, desesperación o impotencia. Si está dispuesto a permitir que su Niño Interior
comparta esos sentimientos con usted, y si es capaz de
enriquecerse mediante estas experiencias de autorreve-
lación, descubrirá que se siente más fuerte y más seguro con cada paso que avanza en este proceso y que
supone aceptarse cada vez más y curarse a sí mismo.

La clave es mantenerse centrado en la energía del
amor incondicional mientras intenta proteger a su Niño
Interior de otras partes que también existen dentro de
usted y que quizá intenten sabotear su progreso. En los
capítulos centrales de este libro analizaremos qué es
eso de centrarse en el amor incondicional, lo que constituye la base para educarse a sí mismo con el fin de
conseguir el éxito. También aprenderemos qué otras
partes existen dentro de usted y cómo establecer límites dentro de sí mismo y en relación con los demás.
Pero en primer lugar, conozcamos al Saboteador Interno, la parte dedicada a vencer sus esfuerzos por
prepararse para el éxito y aspirar a la integridad y a la
sanación que tanto desea y merece.

CAPÍTULO II

El saboteador y su misión secreta

DURANTE AÑOS me saboteé a mí misma y me abstuve de alcanzar lo que realmente deseaba en mi vida. Aunque durante esos mismos años coseché diversos éxitos, todos ellos se relacionaron con ofrecer mis servicios y mi ayuda a los demás y con una destacada realización a nivel académico. El común denominador de todos esos éxitos era agradar a otra personas: clientes, amigos, profesores, al mundo en general. Sin embargo, en la parte de mi vida que estaba destinada a quererme, agradarme y satisfacerme, cometí innumerables errores.

Agradar a los demás era una actitud congruente con los mensajes verbales directos que me transmitieron mis padres. Sabía con absoluta claridad que yo existía para hacer felices a los demás. En tanto reaccionaba a lo que las otras personas deseaban de mí, fui eficaz para conseguir el éxito y mantenerme dentro del territorio señalado por los mensajes que mis padres me transmitían en relación con lo que yo debía ser en este mundo.

Siempre que estaba a punto de conseguir una genuina felicidad y satisfacción personal, me las arreglaba para sabotearme. Una vez más, me mantenía dentro de los límites de los mandatos de mis padres. En lo más profundo de mi ser sabía que mi propia felicidad, mis sentimientos, mis necesidades y mi satisfacción personal no contaban. Este mensaje me fue transmitido indirectamente. No fue un mensaje verbal, sino sugerido por las consecuencias y la experiencia directa. El mensaje implícito era «Tú eres un objeto destinado a ser utilizado por otra persona y otorgarle placer. No está en cuestión si esto te hace daño». Siempre escuché que mis padres lo habían sacrificado todo por mí. La repercusión era que yo les debía mi vida; y no solo a ellos, sino también a otras personas. Todo esto me creó una tremenda confusión sobre cuáles eran los límites que separaban mi vida de la suya.

Los mensajes que recibí de mis padres los utilicé más tarde para educar a mis hijos. Por lo tanto, los modelos educativos creados por mí reflejaban tanto los aspectos destructivos e infantiles de mis padres como también sus aspectos afectivos y sanos. De estos últimos aprendí que yo era inteligente y que posiblemente tenía talento, que agradaba a los demás cuando estudiaba mucho, que el trabajo duro es posible y además compensa, que la vida a veces es divertida (durante las vacaciones y en ocasiones especiales) y que su dimensión espiritual es realmente importante. De sus rasgos destructivos e infantiles aprendí que no tenía derecho de existir, que en el mejor de los casos solo podía esperar justificar mi existencia sirviendo a los demás y olvidándome de mí misma.

Con estos antecedentes empecé a vivir mi vida armada con una excelente educación, con destacadas calificaciones y problemas psicológicos tan profundos que me llevó veinte años reconocerlos y resolverlos. Durante ese proceso aprendí mucho sobre cómo educarme a mí misma y quererme de un modo sano. También aprendí a detener al Saboteador que habita dentro de mí.

El Saboteador es el modelo de energía interior que sigue los dictados de «la bruja», esa parte infantil y destructiva que incorporamos a partir de los aspectos neuróticos infantiles y destructivos de nuestros padres. Esa «bruja» o ese Saboteador que habita en nosotros tiene mucho poder para dirigir nuestras vidas y destruirnos en el proceso.

El Saboteador refleja al niño temeroso, enfadado, egoísta y destructivo que habitaba en nuestros padres y que no deseaba ser desplazado por un niño externo indefenso, exigente y totalmente dependiente. Este niño disgustado, celoso y asustado que existía en nuestros padres se parece mucho a un niño de dos años que no duda en decir que le gustaría tirar al nuevo bebé por el inodoro. Ha sido desplazado; ya no es el único bebé, el centro de la atención de sus padres. De un modo similar, la parte neurótica e infantil de nuestros padres se siente desplazada por el nuevo bebé y está profundamente disgustada. A menos que los padres tomen consciencia de esos sentimientos de cólera y resentimiento y, como consecuencia, estén atentos a cómo se expresan, conservarán estas desagradables energías de forma latente dentro de sí mismos. Cuando son inconscientes, estos oscuros sentimientos encuentran una expresión oculta que puede ser letal para los niños.

La ira del niño destructivo, desplazado y repudiado de los padres es aterradora para el niño externo. Aunque los padres se esfuercen por ocultar estos espantosos sentimientos, su hijo los capta a través del profundo vínculo físico, mental y emocional que existe entre la madre y el hijo (y el padre y el hijo). El niño percibe y experimenta quinestésicamente los sentimientos de sus padres, aunque ellos no tengan consciencia de lo que está sucediendo. De este modo el niño recoge el mensaje que ellos le comunican de un modo sutil.

Este mensaje tiene una enorme carga para el niño, puesto que los sentimientos asociados con él son aterradores. El niño siente que no es deseado, que no es bienvenido al mundo y no se siente bien consigo mismo. Aunque los mensajes verbales de sus padres sean afectivos y de apoyo, estos mensajes sutiles contradictorios, y a menudo no verbales, son poderosos y aniquiladores. A un nivel profundo y completamente inconsciente, el niño entiende que sus padres están celosos de él y que preferirían que no hubiese nacido. El niño no es libre para expresar directamente sus miedos, su dolor, su ira, su pena y los sentimientos de aislamiento y abandono, porque quizá aún no sabe hablar o porque se siente aterrorizado por la ira que percibe detrás de esos mensajes. Entonces se reserva esos sentimientos y los vuelve contra sí mismo. En efecto, decide destruirse o castigarse a fin de evitar la ira de sus padres y no perturbar al niño destructivo y neurótico que habita en ellos. Es mejor ejercer algún control sobre su propia destrucción que ser la víctima impotente de la ira de sus padres, algo que se le antoja aterrador.

El Saboteador Interno evoluciona para poner en práctica en la vida del niño los mensajes letales que inconscientemente ha absorbido de sus padres. El Saboteador hace que el niño sufra por estos mensajes y se enfade consigo mismo para evitar expresar esos sentimientos a sus padres, ya que ellos son esenciales para su supervivencia. El proceso de autodestrucción y autosabotaje que se pone en movimiento es normalmente prolongado, lento y sutil. Es un misterio para el propio niño y también para sus padres. ¿Por qué se las arregla él constantemente para no lograr lo que es capaz de conseguir? ¿Por qué se enferma, se deprime y se siente frágil? ¿Por qué se transforma en un adicto a las drogas o al alcohol o tiende a la promiscuidad sexual cuando sabe muy bien que estas conductas son destructivas? ¿Por qué elige amigos que suelen meterse en líos? ¿Por qué se sabotea a sí mismo cuando está a punto de conseguir un objetivo?

Las respuestas a estas preguntas residen en las decisiones inconscientes que se realizaron durante la infancia para evitar la ira neurótica de sus padres. Él no debe conseguir más éxitos que los que obtuvieron sus padres. No debe amenazarlos ni hacer surgir el monstruo enfadado que habita en ellos. Antes de hacer semejante cosa, elegirá acabar con su vida, directa o indirectamente.

Estas decisiones tempranas resultarán finalmente destructivas a menos que logre hacerlas conscientes, que exprese los sentimientos que ha mantenido ocultos durante tanto tiempo tal como el dolor, la aflicción, el miedo y el abandono, y que tome la decisión de vivir su propia vida como le plazca. Para lograrlo debe transformarse en un adulto, reclamar el poder que posee para ver con claridad y aceptarse a sí mismo, incluidos sus temores y su Saboteador Interno. Luego deberá aprender a educarse a sí mismo correctamente y con cariño, a expresarse sinceramente y decir «no» al Saboteador Interno siempre que se haga presente. Una vez que sea capaz de verlo, de sentir su energía, de escuchar sus palabras y de expresar el miedo, la ira, el odio y la tristeza que alimentan los ataques del Saboteador, estará libre para hacerse cargo de su vida y podrá elegir si le permite o no minar sus fuerzas y destruir sus sueños más amados.

Usted puede dejar de sabotearse a sí mismo cuando identifique al Saboteador Interno, cuando conozca cómo piensa y cuando sienta de qué modo su energía se manifiesta en su vida. Con el fin de verlo claramente, debe mirar desde el verdadero centro de su ser. Desde ese núcleo, podrá ver y sentir las diferentes partes que operan dentro de usted. Algunos de estos patrones energéticos los ha aprendido de otros a quienes usted ha creado para protegerse y sobrevivir. Todas esas partes sienten y piensan, y algunas veces incluso toman decisiones y dirigen su vida de acuerdo con sus deseos.

El Saboteador Interno es una de las partes que hemos mencionado, aunque también utiliza otras partes para lograr sus propósitos destructivos. Normalmente es muy inteligente y astuto. Probablemente adule a sus partes más vulnerables ganando su confianza y su apoyo para luego utilizarlas en su proyecto mortífero. Como un experimentado artista, conoce su propio poder y también los puntos débiles de la persona que habita y sabe manipularla a su antojo ignorando sus opiniones más sensatas.

Al ignorar al Saboteador se le otorga más poder. Al intentar liberarse de él solo se consigue que se oculte con mayor eficacia. El único camino para terminar con el autosabotaje es enfrentar al Saboteador y conocerlo íntimamente. Solo entonces podrá usted reconocer su poder destructivo, aceptar su presencia, aprender a contener su poder y oponerse a sus intentos por destruir su vida. Solo cuando usted ignora y niega la existencia del Saboteador, él puede realizar su labor destructiva de un modo secreto y eficaz.

El Saboteador Interno terminará por transformarse cuando usted lo vea y lo acepte, cuando exprese los sentimientos que le dan energía y establezca claramente los límites que lo definen como persona. Del mismo modo que un niño enfadado y destructivo se cura gracias al amor y los límites bien definidos, también es posible curar al Saboteador Interno una vez que se lo reconoce y se lo trata debidamente. Lo que no es posible es desembarazarse de él; usted solo puede decidirse a acabar con sus ataques destructivos. El objetivo es volver a dirigir esa energía persistente, brillante, creativa y poderosa de la que él dispone para que le sirva como aliada para alcanzar los proyectos que tiene para su vida.

Educarse a sí mismo para alcanzar el éxito significa sencillamente enfrentar al Saboteador que habita en usted y dominarlo. Se trata de un emocionante viaje hacia la aceptación de uno mismo, hacia la total responsabilidad y el enriquecimiento personal. Abarcando todas las partes que lo componen, usted puede llegar hasta dondequiera disponiendo de todos sus recursos.

Incluso el Saboteador tiene sus aspectos valiosos. Le ayuda a encontrar su fuerza, a conocer su vulnerabilidad y a descubrir la esencia de su poder y de su responsabilidad para que sea capaz de hacerse cargo de su vida.

CAPÍTULO III

El saboteador: un perfil

FUENTE DE ENERGÍA: sentimientos de aislamiento, miedo, dolor y cólera que surgen como respuesta a los mensajes «No seas ...» y «No seas quien eres». Estos mensajes se transmiten generalmente en la infancia de una manera inconsciente a través de los patrones energéticos destructivos y no reconocidos de los padres.

MISIÓN: Eliminarlo para que no amenace a ese niño enfadado y neurótico que forma parte de sus padres. Es preciso hacerlo de un modo sutil, y a veces también de un modo evidente, con el fin de que usted advierta que se trata de una idea e iniciativa propias.

MÉTODOS OPERATIVOS: cínico, crítico, avasallador, inspira temor y genera pensamientos inquietantes que minan la confianza en uno mismo. Rebelde, ofrece sugerencias negativas calculadas para vencerlo y mantenerlo apartado de sus objetivos. Comentarios astutos y falsos dirigidos a confundirlo y anular su capacidad de discernimiento.

RASGOS DE PERSONALIDAD: astuto, taimado, inteligente, subversivo, reservado, brillante, convincente y persistente. Aprende con mucha facilidad y convierte las ideas y los principios positivos en algo contraproducente y autodestructivo. Por ejemplo: «Abandónate y confía en Dios» se transforma en «Toma asiento y no hagas nada».

TÁCTICA: se aprovecha de las épocas de tensión para lanzar poderosos ataques que minan la confianza que usted tiene en sí mismo, su integridad y su compromiso con la vida. Se pone en movimiento cuando usted empieza a cosechar éxitos o a disfrutar de la vida. Se torna muy activo cuando usted comienza a realizar cambios positivos en su vida. Detesta los terapeutas o los libros que lo ponen en evidencia. Redoblará sus esfuerzos por controlar su vida cuando usted empiece a reconocer su actividad, y para hacerlo se comportará de un modo aún más inteligente y sutil.

DISFRACES Y CLAVES: Puede parecer que apoya sus objetivos, pero en realidad se muestra crítico e inflexible alentándolo a rebelarse y debilitando su voluntad. Acaso lo haga sonreír cuando usted realmente se siente triste o enfadado, lo obligue a decir «no» cuando usted desea decir «sí», o viceversa, o lo empuje a reírse socarronamente de algo que no le parece gracioso.

CAPÍTULO IV

Observar al saboteador

¿**C**UÁLES son los mensajes destructivos que ha recibido usted de sus padres? El Análisis Transaccional describe a la «bruja» encarnada en nuestros padres y que normalmente opera en un ámbito ajeno a su consciencia y produce dos tipos de mandatos. La categoría más destructiva de los mensajes van desde «No existas» hasta la enorme exigencia de «Sé perfecto». Menos mortíferos, pero también aniquiladores son los mandatos parentales del tipo de «No seas quien eres» que se complementa con «Sé la persona que deseamos que seas».

Los mensajes de «No existas» se pueden transmitir de una manera informal a través de afirmaciones como «Si no me hubiera quedado embarazada de ti, tu padre y yo no hubiéramos tenido que casarnos». O «Realmente no deseábamos un tercer hijo. Estuve a punto de abortar». «Si no hubiera sido por ti yo hubiera...» o «Tu madre estuvo a punto de morir cuando te dio a luz».

Un niño que escucha este tipo de afirmaciones tiene la impresión de que no ha sido deseado y que solo ha causado problemas. Se siente rechazado, culpable y no amado. Puede reaccionar intentando ser perfecto para justificar su existencia y compensar a sus padres por el sufrimiento y los problemas que cree causarles. O puede optar por ser un alborotador, asumiendo conductas abiertamente autodestructivas inconscientemente dirigidas a poner en práctica el mensaje recibido de sus padres de «No existas». Tanto la actitud de aspirar a la perfección como la de ser una persona conflictiva crean una prisión de autodestrucción y autosabotaje.

Los mensajes de «No seas quien eres» invitan a un niño a negar los aspectos vitales de su ser. Los mandatos específicos que corresponden a esta categoría incluyen: «No sientas ni expreses tus emociones», «No tengas el sexo que tienes» (en realidad queríamos un niño), «No pienses» (déjame pensar por ti), «No» (debes ser muy cuidadoso, no hagas nada) y «No te relaciones estrechamente con nadie» (sé siempre mi bebé).

El niño que recibe dichos mensajes puede intentar acoplarse al molde que sus padres han preparado para él. No tiene la menor importancia quién es él en realidad. Se supone que debe ser la persona que sus padres desean que sea. Pero también puede rebelarse y encarnar una versión extrema del comportamiento, precisamente la que sus padres deseaban suprimir. Por ejemplo, una mujer que ha recibido una orden de «No sientas» puede pasar muchos años haciendo una terapia para desbloquear sus emociones y temerosa de desarrollar su propio poder para sanar su vida.

Como estos mandatos destructivos se transmiten y se reciben inconscientemente, las decisiones que el niño toma como respuesta también son inconscientes. Muchos años más tarde aún vivirá basándose en estas tempranas decisiones a menos que haga conscientes esos mensajes destructivos y pueda optar a vivir exactamente como es. Siempre que toma una nueva decisión afronta el desafío de decir no a los modelos habituales de pensamientos, sentimientos y conductas basados en el miedo y en el autosabotaje.

Cuando usted decide hacer conscientes esos mandatos parentales (véase el ejercicio al final de este capítulo), su primera tarea es reconocer, aceptar, expresar y liberar sus sentimientos de ira, tristeza y desesperación como respuesta a los mensajes destructivos. Acaso desee escribir una carta a sus padres (no es necesario que la envíe) dando rienda suelta a sus emociones. Quizá prefiera hablar en voz alta con sus padres como si estuvieran presentes, diciéndoles exactamente lo que siente. La presencia de un terapeuta o de un grupo de apoyo puede ser extremadamente útil en este proceso, pues el niño que hay en usted ha vivido atemorizado por estas destructivas energías de sus padres durante muchos años y puede mostrarse reacio a afrontar estos sentimientos sin una ayuda externa que lo anime a hacerlo.

Además de expresar y liberar estos antiguos y poderosos sentimientos, usted también deseará elegir cómo ha de vivir ahora y en el futuro. El primer paso para detener el autosabotaje es tomar la decisión de vivir y ser lo que en realidad es. Una vez que ha decidido que su vida tiene importancia, que usted merece vivirla plenamente y ser la persona que en realidad es, estará preparado para observar detenidamente cómo actúa el Saboteador que habita en usted. Al descubrir que su objetivo es poner en práctica los mandatos autodestructivos que ha recibido de sus padres, deseará observarlo para comprender cómo utiliza el miedo para crear confusión y desdicha en su vida.

Cree su propia imagen mental sobre el Saboteador. Puede imaginar un personaje de un dibujo animado, su propia versión de la apariencia que puede tener un personaje tan inteligente, tramposo y clandestino. Puede dibujarlo y darle un nombre. Permítase disfrutar del proceso.

Armado con esta imagen de su Saboteador y seguro de cuáles son sus intenciones, está usted preparado para enfrentarse con ese personaje que lo desafía. Su objetivo es poner en evidencia sus actividades subversivas dentro de su mente y producir un cortocircuito en la influencia que tiene sobre sus emociones, su conducta y su salud.

Analicemos juntos ciertos procesos que le enseñarán a reconocerlo y aceptarlo cuando aparece, a burlarse de él, a definir los límites y finalmente transformar su energía destructiva para traer armonía a su vida y establecer objetivos claros. Su meta no es desembarazarse del Saboteador sino domesticarlo y aprovecharse de su energía y creatividad para que deje de ser un enemigo y se transforme en un aliado. Esto se consigue al deshacerse de sus padres y sus mensajes destructivos, al definir sus propias metas y objetivos y hacerse cargo de su vida liberándose del Saboteador. Debe usted aprender a eliminar el autosabotaje momento a momento y paso a paso hasta que el Saboteador ya no posea una fuerza destructiva y se haya convertido en un socio que lo acompaña en el camino hacia sus metas.

EJERCICIO
Tomar consciencia de los mandatos parentales

FORMÚLENSE LAS SIGUIENTES PREGUN-
TAS. SERÁ DE GRAN UTILIDAD APUNTAR
LAS RESPUESTAS.

1. ¿Cuánto tiempo espera vivir? (Si cree que morirá
siendo relativamente joven, pregúntese de dónde ha
sacado semejante idea.)

2. ¿Cómo cree que morirá? (Si cree que sufrirá
una terrible enfermedad o morirá en un trágico acci-
dente, piense de dónde ha sacado esa idea.)

3. ¿Cuál es su sueño ideal? ¿Ve la posibilidad de
conseguirlo? En caso de no considerar esta posibilidad, ¿por qué piensa que no puede tener lo que desea?

4. ¿Quién le puso su nombre y cuál es el significado? ¿Qué cree usted que ese nombre le otorga? ¿Le
gusta su nombre?

5. ¿Cuáles son las historias que ha escuchado sobre
el embarazo de su madre y su nacimiento? ¿Qué mensajes relacionados con su vida ha deducido de dichas
historias?

6. ¿Qué le han contado de su infancia? ¿Qué mensajes ha deducido a través de esas historias?

7. ¿Cuál era su cuento preferido en la infancia?
¿Cómo se ha reflejado ese cuento en su vida?

8. ¿Cuáles son algunos de sus recuerdos infantiles más vívidos? Retorne a esas experiencias y experimente lo mismo que sintió entonces. ¿Qué conclusiones ha extraído de esas experiencias que hayan sido decisivas para su vida? ¿Qué decisiones ha tomado como resultado de dichas experiencias? ¿Desea modificar algunas de esas conclusiones y decisiones?

9. ¿Qué predicciones hicieron sus padres acerca de su futuro? ¿Qué sintió usted respecto de ellas? ¿Qué ha decidido usted en respuesta a dichas predicciones?

10. ¿Cómo reaccionaron sus padres frente a los éxitos, intereses y actividades de su infancia? ¿Lo animaban a probar cosas nuevas y a descubrir sus propios intereses? ¿Se esperaba de usted que colmara las expectativas que ellos no habían realizado?

11. ¿Cuáles eran las reglas en su familia en relación con expresar los sentimientos (en especial la ira y la tristeza)? ¿Cómo se adaptaba usted a dichas expectativas?

12. ¿Lo animaban a pensar por sí mismo? ¿Confiaban sus padres en su capacidad para cuidarse de sí mismo con responsabilidad?

13. ¿Qué le enseñaron en relación con asumir riesgos e intentar nuevas posibilidades? ¿Cómo respondió usted?

14. ¿Le resulta difícil recordar los aspectos positivos o negativos de sus padres y de sus experiencias infantiles? Si observa la película completa de sus experiencias infantiles, ¿qué es lo que le produce temor?

HAGA UNA LISTA CON LOS MENSAJES DE SUS PADRES QUE HA HECHO CONSCIENTES.

MENSAJES CONSTRUCTIVOS Y POSITIVOS.

MENSAJES DESTRUCTIVOS Y NEGATIVOS.

¿CUÁL FUE SU DECISIÓN EN RESPUESTA A DICHOS MENSAJES?

DECISIONES POTENCIADORAS.

DECISIONES DE AUTOSABOTAJE.

¿CÓMO DESEARÍA CAMBIAR SUS DECISIONES DE AUTOSABOTAJE EN LA ACTUALIDAD?

¿CÓMO SE SIENTE EN RELACIÓN CON LO QUE HA DESCUBIERTO?

Escriba una carta a cada uno de sus padres expresando sus sentimientos con la mayor sinceridad. No los ataque, dígales lo que siente y de qué forma le han afectado los mensajes que ha recibido de ellos. Luego puede decidir si desea compartir esas cartas con ellos.

Escriba una carta a su Niño Interior. Exprese su comprensión y su compasión por esta parte central de su ser. Dígale a su Niño Interior que lo educará con amor ahora y en el futuro.

Imagine que abraza cálida y afectuosamente a su Niño Interior. Escuche lo que desea compartir con usted. Permítale que le escriba si desea hacerlo. Asegúrele que usted será una presencia fiable y enriquecedora en su vida. Llévelo amablemente hacia el interior de usted mismo y manténgalo cerca de su corazón.

CAPÍTULO V

Ira reprimida: El tigre
en el depósito de su saboteador

CUANDO no nos gusta algo de lo que está pasando en nuestra vida, la intensa emoción que se apodera del niño que llevamos dentro es la ira. La ira nos anuncia que tenemos la necesidad de expresar de algún modo que nos sentimos heridos, que nadie atiende nuestras necesidades y deseos, que se ignoran nuestros sentimientos y que se han violado nuestros límites. Igual que el dolor moral, la ira nos anuncia que algo va mal. Nos señala que debemos prestar atención a lo que sucede en nuestras relaciones con los de más y que debemos aceptar nuestras propias necesidades y sentimientos, valores y creencias, o hacer frente a alguien que se ha entrometido en nuestra vida haciéndonos sentir incómodos y posiblemente también haciéndonos daño.

La ira surge cuando el niño que llevamos dentro no acepta lo que hay en nuestra vida. Nos enfadamos cuando nos enfrentamos con la muerte, la pérdida o la separación de aquellas personas que amamos y necesitamos. Nos disgustamos cuando otras personas no resultan ser como pensábamos o cuando no hacen lo que pretendemos que hagan. Nos enojamos cuando ofrecemos nuestro poder a otras personas y luego acabamos sintiéndonos impotentes, dependientes y convertidos en víctimas. Nos encolerizamos cuando la sociedad, las reglas, las leyes y las estructuras interfieren en nuestra libertad para hacer, ser y experimentar todo lo que elijamos. Nos ponemos furiosos cuando descubrimos ciertas limitaciones o nos topamos con límites que nos separan de los demás y también cuando observamos cualidades en otras personas que tememos no encontrar en nosotros mismos.

Los problemas derivados de la ira son persistentes en nuestra cultura porque no hemos aprendido, y por lo tanto no hemos podido enseñar a nuestros hijos, a dominar esta exaltada emoción que todos experimentamos. La ira es tan natural y humana como los brazos y las piernas, los dedos de las manos y de los pies; pero pretendemos ignorarla y hacerla desaparecer. En efecto, rechazamos al niño que hay en nosotros y que experimenta esta intensa emoción. Lo que comienza como un autorrechazo en el esfuerzo por ignorar la ira, termina en relaciones frustradas, divorcios, jaquecas y migrañas, úlceras, diarrea y cáncer. Ofrecemos al Saboteador un arma poderosa para que la utilice en contra de nosotros mismos cuando negamos al Niño Interior y sofocamos la cólera en vez de aprender a expresarla, aclararla y liberarla. Cuando le permitimos actuar fuera del campo de nuestra conciencia, el Saboteador utiliza la cólera reprimida para destruir nuestros sueños, minar nuestras relaciones y dañar nuestra salud física.

El Saboteador expresa inconscientemente la ira reprimida en modos que no somos capaces de planificar ni dirigir; por ejemplo, cuando se las arregla para hacernos llegar tarde, olvidar o perder objetos, apartarnos de las relaciones, comportarnos de un modo desagradable con los demás; cuando nos impulsa a lloriquear, comer en exceso o bloquear nuestra sexualidad; o nos convence de que no tenemos el menor deseo de comunicarnos. Cuando el Saboteador infiltra la ira reprimida, el cuerpo físico lo percibe de inmediato y crea un dolor físico que refleja esos sentimientos negativos que están bloqueados en nuestro interior sin posibilidad de expresión. Dichos sentimientos, almacenados durante años, pueden atentar contra la salud o incluso contra la vida misma si no somos capaces de aprender a detener al Saboteador y dominar al monstruo de la emoción para que en vez de atacarnos, trabaje para nosotros.

La cólera reprimida también alimenta explosiones volcánicas que hacen erupción cuando algunos incidentes, ya sea graves o nimios, nos desbordan y el Saboteador ocupa nuestro lugar. Entonces nos convertimos en un monstruo enfadado determinado a forzar a los demás a que presten atención a las necesidades y sentimientos que nosotros hemos ignorado. Pretendemos asustarlos para que cambien o acepten nuestra propuesta. Con una aparentemente justificada indignación proyectamos nuestros problemas sobre los otros, los culpamos y exigimos que cambien para que nosotros podamos ser felices. Ignoramos que la fuente del dolor reside dentro de nosotros mismos. En ese momento creemos fervientemente que los otros son la causa de todas nuestras tribulaciones.

Después de descargar nuestra ira y observar el daño que hemos hecho a las personas que hemos atacado, experimentamos remordimiento y horror por la intensidad y el carácter destructivo de nuestros sentimientos. En este momento acaso solo deseemos ocultar y reprimir estos monstruosos sentimientos para no volver a sentirnos culpables por una actitud tan desmedida. El Saboteador se regocija mientras seguimos dando vueltas en este círculo vicioso que creamos nosotros mismos: represión, explosión, remordimientos, culpa, represión explosión, remordimientos, culpa. No se ha resuelto nada. Nada ha cambiado. Nuestros cuerpos y nuestras relaciones aún sufren, a pesar de que aliviemos ocasionalmente el montante de presión que hay en nuestro interior por medio de esos estallidos de rabia.

Aprender a reconocer la cólera cuando la experimentamos es el primer paso para dominarla y controlar su expresión sin la intervención del Saboteador Interno. Esto parece sencillo, pero si ha pasado usted años ignorando la ira, tendrá usted una gran experiencia en reprimir ese sentimiento con tanta rapidez que simplemente ni siquiera advierte su presencia.

Una forma de quebrar este hábito es revisar las actividades de cada día reflexionando sobre qué es lo que le ha hecho enfadarse. ¿Por qué motivo o situación se sintió disgustado? Su objetivo es reconocer su enfado sin juzgarse ni criticarse. Esto supone todo un desafío porque acaso haya creído usted durante años que la ira es algo malo y se haya sentido a disgusto por experimentarla. (Puede usted analizar sus propias ideas sobre la cólera haciendo el ejercicio que presentamos al final de este capítulo.)

Para su salud física y su bienestar emocional es fundamental que decida aceptarse tal cual es, incluido el niño que lleva dentro y que con frecuencia se enfada. Cuando deje de juzgar y rechazar esta parte de usted, dispondrá de más energía, tendrá menos tendencia a la depresión y se sentirá más fuerte. También tendrá más oportunidades de expresar sus sentimientos con absoluta sinceridad y de este modo modificará las relaciones que mantiene con otras personas.

Recuerde que su intención es aprender a expresar su ira con eficacia, ya que hacerlo de un modo destructivo es tan problemático como no expresarla en absoluto.

Cuando reconozca su ira (y no experimente rechazo al descubrirla), debe usted aclarar por qué motivo se ha disgustado y luego pensar de qué otro modo podría haber expresado sus sentimientos. Practique la forma correcta de expresarse cuando se encuentre a solas y pueda analizar los sentimientos sin proyectarlos en otra persona. Recuerde que cuando exprese cómo se siente, es importante hacer afirmaciones en primera persona, como, por ejemplo, «Me enfadé... porque...». Esto resulta mucho más efectivo y adecuado que atacar a otra persona haciendo juicios de valor sobre ella o criticándola abiertamente.

También puede usted escribir cartas aunque no tenga la intención de enviarlas. Es una forma de conectar con sus sentimientos volcándolos en el papel. Luego decidirá si desea o no hablar directamente con la persona con la que se ha enfadado.

Gradualmente, comenzará a reconocer su cólera en cuanto surja. Ahora tiene la opción de expresarla francamente durante la situación conflictiva. Como si fuera un niño que está aprendiendo a andar, acaso se muestre usted un poco torpe para expresarse en esta etapa de su proceso de crecimiento. El reto es aprender de cada experiencia y rentabilizar los propios errores. Su meta es hacerse responsable de su cólera; responsable de reconocer y aceptar el niño que habita en usted y que experimenta estos sentimientos, y responsable de manejar eficazmente dichos sentimientos. El objetivo es impedir que el Niño Interior enfadado domine su vida. Debe estar muy atento, pues en esta etapa el Saboteador está deseando persuadirlo de que abandone este proceso de aprendizaje.

Mientras continúa analizando su cólera, acaso descubra que sus sentimientos corresponden a situaciones mucho más profundas de las situaciones que experimenta día a día. Si usted se encoleriza con facilidad, su ira se alimenta de sí misma y se torna desmedida para la situación, con toda certeza se trata de sentimientos del pasado que ha reprimido durante años. Pregúntese qué refleja la situación actual de su pasado. ¿Es la furia que siente contra su marido un reflejo de la ira que sentía por su padre cuando se relacionaba con él hace años? ¿Acaso su jefe lo irrita de la misma forma que lo irritaba su madre cuando intentaba controlar su conducta? ¿Su hijo o hija le despierta la misma cólera que le provocaban sus padres a la hora de resolver un problema que nunca solucionó con ellos?

Cuando usted tome consciencia de que su pasado está vulnerando el presente, permítase expresar sus antiguos sentimientos. Puede usted hablar con su padre como si estuviera presente. Ofrézcale una silla y diríjase a él directamente. Incluso puede ocupar su lugar, representar su papel y responderse tan intuitivamente como respondería él si estuviera físicamente presente. Continúe con este encuentro, representando ambos papeles hasta que sienta que está preparado para desahogar su cólera y deshacerse de esa vieja situación con comprensión y perdón.

Si no le gusta el *role playing* *, escríbale una carta a su padre comentando todo lo que necesite decirle. Cada vez que se deshaga de su ira relacionada con una experiencia pasada, se sentirá más libre, más ligero y más vital. La depresión se desvanece cuando usted se libera de las cargas del pasado, enterradas y petrificadas dentro de sí durante años. ¡Qué alivio!

Mientras usted continúe evolucionando en su proceso de crecimiento, conseguirá dominar su cólera que será cada vez menos intensa. Al liberarse de la ira acumulada, el presente se torna más agradable, tranquilo y satisfactorio. Está usted superando su miedo al niño que habita en usted y que siente ira. Estar furioso o encontrarse con alguien que está francamente enfadado ya no es una situación de emergencia. La ira es simplemente una emoción que es preciso aceptar, reconocer y liberar.

Abandonarse a la ira, una vez que la ha reconocido y expresado, es esencial para su felicidad y bienestar. Sin embargo, se trata de un paso que acaso le parezca difícil. Quizá la idea de abandonarse le provoque temor si usted imagina que en el proceso perderá algo o se descontrolará. La verdad es que abandonarse, igual que

* Técnica utilizada en Psicología y que supone jugar a representar diferentes papeles para comprender y elaborar una situación conflictiva. *(N. de la T.)* .

exhalar, es sencillamente un proceso de limpieza, necesario para su salud y su bienestar. Si descubre que está bloqueado y no puede deshacerse de su cólera, respire profunda y lentamente. Exhale lo máximo posible contrayendo sus músculos abdominales y luego observe cómo sus pulmones se llenan completamente de aire fresco. Exhale una vez más mientras visualiza sus pulmones llenándose totalmente.

Continúe respirando e imagine que puede ver cómo su enfado se desplaza hacia el exterior de su cuerpo y se transforma en una luz blanca y pura que lo rodea con amor. Usted se siente abierto y puro. Abrace al niño que habita en usted y prepárese para el cambio. El pasado es el pasado y el ahora es ahora. Perdone y olvide. Abandónese. Recuerde que el Saboteador Interno lo empuja a quedarse fijado a viejos resentimientos y a recuperar antiguos enfados. Él desea que usted mantenga vivos esos antiguos sentimientos con el fin de que alimenten los ataques que lanza sobre usted y sus relaciones con los demás.

La ira es una herramienta poderosa para conocerse más. Al aceptarla y aprender de ella, usted verá con claridad quién es y qué es lo verdaderamente importante para usted. Su ira le ayuda a conocerse y respetarse.

Con frecuencia, lo que lo lleva a enfadarse con los demás refleja algo que usted teme y que no logra reconocer en sí mismo. Cuanto más se acepte usted sin juzgarse ni rechazar sus partes humanas menos perfectas, menos cólera experimentará en relación con las demás personas cuando le muestren sus imperfecciones.

El camino para que exista menos cólera en su vida no es el de la negación ni el rechazo de sí mismo. Afrontar y aceptar esta emoción lo liberará de su miedo y le permitirá aprender lo que cada escalada de cólera puede enseñarle. Paradójicamente, este sentimiento desaparece cuando dejamos de luchar «con lo que hay» (incluida la cólera) en nosotros y en los demás y aprendemos a aceptar con amor todos los retos que nos impone la vida.

EJERCICIO

Haga una lista de todas las ocasiones en que hoy se encolerizó. En el transcurso de la semana. Durante el último mes.

Pregúntese qué fue específicamente lo que desató su ira en estas situaciones. Aclare sus sentimientos.

¿Expresó directa o indirectamente esos sentimientos?

¿Qué modelos reconoce en su forma de responder y expresar su enfado?

CAPÍTULO VI

Lecciones sobre la ira: Educarse para conseguir poder personal

S U EDUCACIÓN en relación con la ira se inició cuando era usted un bebé. En cuanto fue capaz de gatear y de investigar el enorme y fascinante mundo que lo rodeaba, comenzó a afirmar su propia individualidad y a separarse de sus padres. En el proceso tuvo que enfrentarse a muchos «noes». Fue entonces, al ver frustradas sus exploraciones, cuando surgieron en su interior sentimientos intensos y negativos. Probablemente expresó usted su irritación llorando, enfadándose hasta tener la cara encendida de ira y acaso también dando puntapiés o luchando con brazos y piernas. Sus padres limitaron su libertad. El mundo ya no parecía girar en torno a usted, como sucedía cuando todas sus necesidades eran satisfechas sin cuestionamiento alguno. Usted protestó y se irritó.

La forma en que sus padres reaccionaron ante sus ataques de ira ha sido esencial para su desarrollo. Si ellos fueron tolerantes con su propia ira y capaces de experimentarla y expresarla adecuadamente, seguramente no se alarmaron al presenciar que sus hijos se encolerizaban. Con toda certeza reconocieron sus sentimientos sin temor e iniciaron el proceso de enseñarle cómo conducir estos poderosos sentimientos de una forma constructiva y apropiada. «Comprendo que estés enfadado. No hay ningún problema, puedes enfadarte, pero no está bien que intentes pegarme cuando estés irritado.» «Enfadarse no es algo malo, pero no deberías interrumpir la cena. Voy a llevarte a tu habitación para que te quedes allí hasta que se te haya pasado la rabieta. Si lo deseas, puedes golpear tu almohada.»

La actitud que asumieron sus padres en relación con la ira son la clave de lo que usted aprendió sobre esta emoción cuando era niño. Si usted percibió una serena aceptación ante sus enfados, gradualmente habrá aprendido a aceptarlos sin temor y muy probablemente habrá aprendido a expresar estos intensos sentimientos de una forma constructiva.

Si sus padres se sentían atemorizados por su propia cólera, es evidente que usted habrá sentido y percibido el miedo que sus rabietas les provocaban y habrá aprendido a asociar el miedo con el hecho de experimentar la cólera.

Si sus padres expresaban su miedo enfadándose a su vez de un modo que a usted le resultaba amenazador y agobiante, seguramente la ira le producirá temor. Quizá se haya propuesto ocultarla para no enfadarlos. Si este modelo no fue interrumpido ni modificado, usted no habrá progresado más allá de este nivel en el dominio de su ira. Por el contrario, se habrá acostumbrado a sofocar sus sentimientos en su interior. Probablemente tenía usted periódicas rabietas en los momentos en que se sentía sobrecargado por los sentimientos reprimidos cuando la más nimia situación provocaba la cólera que había reprimido. Pero estos episodios también disparaban los miedos de sus padres y es posible que reforzaron la idea de que la cólera es un monstruo malvado y destructivo que debe evitarse a cualquier precio.

Si sus padres se mostraban temerosos, impotentes e ineficaces frente a sus enfados, habrá aprendido usted a manipularlos con su ira. Si esa ha sido su experiencia, posiblemente haya descubierto usted que la cólera tenía un poder destructivo. Y también habrá aprendido que podía conseguir todo lo que quisiera utilizando la ira como un arma para atemorizar a sus padres y conseguir que aceptaran todo aquello que usted deseaba. De esta forma, usted se convirtió en una persona inconvenientemente poderosa que hacía pender sobre la cabeza de sus padres la amenaza de la ira. Y ellos a su vez se esmeraban por satisfacer sus exigencias para evitar su cólera.

Cualquiera que haya sido el caso, el proceso de su desarrollo personal resultó bloqueado. En vez de aprender a dominar su cólera enfrentando sus sentimientos y aprendiendo a expresarlos de un modo adecuado y constructivo, usted aprendió a temer al monstruo de la ira y ocultarlo, o a utilizarlo para atemorizar a los demás y conseguir sus propósitos.

Su ira permaneció como un perro no amaestrado que está recluido en el patio de la casa. El perro es demasiado indisciplinado como para ser una buena mascota para los miembros de la familia. Si accidentalmente se cuela en la casa, corre de un lado a otro con una desbordada excitación, saltando sobre las personas y creando caos y confusión. En cuanto pueden atraparlo, lo recluyen otra vez en el patio. Es una bestia solitaria, aislada y confinada, alejada del calor y el amor de las enseñanzas, la disciplina y las caricias de su amo. A menos que la familia decida amaestrarlo, amarlo y hacerlo formar parte de su vida, está condenado a ser un monstruo, un perro fastidioso, un problema para todo aquel que se tope con él.

Si usted no empezó a aprender a dominar su cólera cuando era niño, es probable que haya tenido serios problemas en la adolescencia. Quienes reprimen la ira y tienen estallidos periódicos pueden manifestar adicción a las drogas y al alcohol, promiscuidad sexual, fracaso escolar, una conducta compulsiva perfeccionista, una tendencia a comer en exceso, a tener ambiciones desmedidas, a la depresión e incluso al suicidio. También son muy comunes los síntomas como el dolor de estómago, las jaquecas, la hiperactividad y las alergias, así como otros síntomas que no son físicos, como la indiferencia y la apatía. Los que abusan de la ira también pueden caer en actividades ilegales en su afán por descubrir los límites.

Sus padres (y otras figuras representantes de la autoridad, como los maestros, los entrenadores, los padres de otros niños, la radio y la televisión) fueron sus maestros en relación con la ira. Usted progresó en su aprendizaje tanto como ellos progresaron en el suyo, a menos que como adulto haya asumido la responsabilidad de educarse a sí mismo en relación con esta intensa e importante emoción.

Dominar la ira es un desafío que deberá afrontar, independientemente de la edad que tenga, cuando decida ir más allá de sus miedos en busca de su poder personal y de su potencial para la salud, la felicidad y el éxito.

EJERCICIO

¿Cómo expresaba su padre la ira? ¿Y su madre?

¿Qué piensan sus padres sobre la ira?

¿Qué expresiones utilizaba su familia para describir la ira y a las personas enfadadas? (por ejemplo, loco como una cabra, poner el grito en el cielo, el avispero está alborotado, etc.).

CAPÍTULO VII

Ira e intimidad

E XPRESAR adecuadamente la ira en las relaciones íntimas supone un desafío especial, y es fundamental para mantener una relación sana y adulta que enriquezca a ambas partes y a su mutuo compromiso.

Si en determinada ocasión usted hace algo que irrita a su pareja, deseará saber qué es lo que ha sucedido para poder evitar que se repita la misma situación. Si la conducta de su pareja le molesta, debe usted decirle con toda sinceridad lo que siente. Comunicarse francamente le ayudará a enriquecer su relación y les ofrecerá a ambos más opciones.

Cuando usted sabe que ha irritado a su pareja, tiene la posibilidad de analizar la situación y descubrir qué es lo que ha aprendido de ella. Es probable que en algunas ocasiones observe un modelo de conducta que debe usted reconocer y luego corregir. Esto le ayudará a crecer. En otros momentos, posiblemente perciba que la ira de su pareja refleja un dolor y una inmadurez que ella debe afrontar. Es factible que usted haya dicho «no» a algo que su pareja esperaba de usted. O quizá haya comentado usted algo que su compañero no deseaba conocer. En estas situaciones, ambos descubrirán si tienen el coraje de analizarse a sí mismos con la mayor sinceridad.

Crecer requiere que usted domine la cólera y se muestre dispuesto a aprender todas aquellas cosas que puede enseñarle sobre usted mismo y su pareja. El efecto espejo en una relación íntima es uno de los principales factores que propician la ira. Cuando usted vea a su pareja haciendo algo que a usted no le gusta o que teme, probablemente reaccionará enfadándose y pretendiendo acabar con esta conducta. Su pareja es un espejo que refleja partes de sí mismo que usted prefiere ignorar.

Los límites entre ambas partes de una relación también despiertan sentimientos negativos, especialmente si uno se niega a aceptar la importancia de los inevitables límites entre las personas. Cuando su pareja no satisface algunas de sus exigencias, el niño que habita en usted puede enfadarse como lo haría un niño de dos años a quien se le ha prohibido comer tarta antes de la cena. El Niño Interior se empeña en lo que quiere y no vacilará en pelear por ello, especialmente si ha descubierto que la cólera es un arma poderosa. Si usted llega a comprender que, independientemente de lo mucho que se amen, ambos son dos personas separadas cuyos deseos, necesidades e intereses no siempre son idénticos, usted desarrollará la capacidad de aceptar las diferencias sin interpretarlas como una falta de amor. La ira desaparece cuando usted está dispuesto a aceptar las diferencias y ya no intenta que su pareja se acople a sus propias necesidades.

La cólera de su pareja puede ser una señal de que usted necesita crecer o también puede indicar que es su pareja la que necesita crecer. Pero una reacción iracunda puede deberse a veces a un malentendido o a una falta de comunicación. Es posible que refleje situaciones pasadas que ambos como individuos necesitan afrontar y liberar. Es posible que la cólera pertenezca a otra relación o situación, quizá a un conflicto con el jefe en el trabajo o con un amigo. También puede ser un intento de manipular, o acaso una lucha de poder. O tal vez una máscara para la tristeza y el sufrimiento, o una reacción frente a algo que uno teme de sí mismo.

El reto es escuchar atenta y cuidadosamente todo lo que la otra persona expresa sobre sus sentimientos, evitando asumir una actitud defensiva con el fin de descubrir la lección que es preciso aprender de una particular escalada de cólera. De este modo es posible actuar a favor de la relación. Dialogar con su pareja es como pagar las facturas puntualmente y pagar las compras al contado. Al hacerlo, usted no acumula deudas ni intereses que se añaden al coste original de lo que ha elegido comprar.

En las relaciones la cólera es un indicio de que hay una oportunidad a mano y un coste a considerar. Si usted afronta su ira y acepta la situación, se beneficiará de la oportunidad de aprender tanto de sí mismo como de su pareja. Le resultará muy provechoso afrontar la ira y el conflicto, resolver la situación y liberar sus sentimientos negativos mediante el perdón. Esto es como pagar al contado. No existirán deudas entre ustedes en tanto compartan experiencias y profundicen su relación.

Si usted ignora la cólera, la reprime y simula no tener ningún conflicto, estará construyendo un muro que se interpone entre ambos. Esto es como comprar a crédito. A corto plazo, usted obtiene lo que cree desear;

la ilusión de paz entre ambos. A largo plazo, usted acumula deuda tras deuda con los intereses añadidos. Al final es probable que tenga que pagar un precio demasiado alto: la misma relación.

El Saboteador Interno que no deja de atemorizarlo le comunica que la cólera y el conflicto destruirán su relación. Lo anima a ignorar los problemas y agregar ladrillo tras ladrillo a los muros que está usted levantando entre ambos. Paradójicamente, dichos muros que usted crea para protegerse del conflicto, a largo plazo destruirán su relación. Lo conducirán a la separación y al divorcio a menos que los desmonte pieza por pieza, que exprese la ira que había reprimido gracias a esos muros, que resuelva los conflictos que ellos representan y que libere su ira mediante el perdón.

El Saboteador Interno que infunde temor es el culpable. Hace uso del miedo a la separación —alimentado a su vez por el miedo a la ira y el conflicto— para producir el resultado temido y destruir nuestros sueños. Solamente al tomar consciencia del Saboteador y al aprender a rechazar sus sugerencias destructivas, puede usted liberarse de sus miedos y enfrentar los problemas reales que surgen en una relación íntima. Oponerse al Saboteador y ser honesto con su pareja será la única forma de enriquecer esa relación. Cuando usted deje de permitir al Saboteador que lo paralice con sus amenazas, tendrá la fuerza necesaria para afrontar los problemas reales que surgen en una relación íntima. Durante el proceso, y a medida que ambas partes se dispongan a enfrentar el conflicto que comparten, lograrán sentirse cada vez más unidas.

Es muy fácil decir que uno tiene el sincero deseo de expresar abiertamente la cólera de una forma adecuada. Pero ¿cómo hacerlo? A continuación exponemos algunas recomendaciones:

1. Aprenda a reconocer la ira cuando la sienta.

2. Pregúntese si está realmente enfadado o si su estado colérico está encubriendo algún sufrimiento o tristeza que no desea afrontar.

3. Si lo que siente es realmente ira, acéptelo sin juzgarse por experimentarla.

4. En primer lugar, exprese su ira en privado, cuando esté solo y pueda airear sus sentimientos sin atacar a nadie más. O dedíquese a escribir cómo se siente. Más tarde podrá decidir si comparte o no lo que ha volcado en el papel con la persona en cuestión.

5. Tómese tiempo para intentar entender lo que la ira le está comunicando. Acaso lo único que debe hacer es ocuparse de usted mismo en esta situación. ¿Han sido violados de alguna manera sus límites, sus valores o su compromiso personal? En ese caso, ¿cuál es el tema real? ¿Cuál es el balance final?

6. Decida lo que quiere decirle a la otra persona involucrada en esta situación. Una vez más, practique diciendo lo que siente y asumiendo la total responsabilidad por sus sentimientos.

Hable francamente con esa persona. Evite crear un triángulo contándole a una tercera persona lo que ha sucedido, incluyéndola de este modo en la situación conflictiva.

7. Elija el momento oportuno. Pregunte a la otra persona si tiene tiempo para hablar con usted y, en caso de no ser así, pregúntele en qué momento podrían hablar. Antes de empezar a hablar con ella, asegúrese de estar centrado y de tener claro lo que desea decir.

8. Haga afirmaciones del tipo de: «Me he enfadado mucho por lo que ha sucedido y quisiera saber cómo te sientes tú». Recuerde que no es su intención modificar a la otra persona. Su meta es sencillamente hacerle saber cómo se siente y comunicarle lo que para usted es importante en la relación. La forma en que la otra persona responda no es asunto suyo.

9. Evite las tácticas desleales como culpabilizar, moralizar, sermonear, suplicar, analizar, etiquetar, interpretar, diagnosticar o decirle a la otra persona cómo se siente o cómo debería sentirse.

10. Sea claro y hable específicamente de lo que le interesa. La otra persona debe tener la libertad de responder lo que quiera. No se trata de controlarla, sino de compartir algo que para usted es muy importante. Puede usted pedirle que simplemente escuche lo que quiere decirle y

aclárele que estará usted dispuesto a escuchar lo que ella tenga que decir cuando haya terminado.

11. Si la otra persona se pone a la defensiva, coméntele que no es necesario que asuma esa actitud porque usted no pretende juzgarla ni atacarla. Solo desea que escuche lo que pretende decirle. Evite asumir una postura semejante. No se trata de juzgar a nadie. Tampoco se trata de quién tiene razón y quién está equivocado. Ambas son personas independientes que han experimentado o percibido una determinada situación de forma muy diferente. Se trata de conversar sobre los puntos de vista de cada una de las partes.

12. Manténgase firme en su intención y no entre en discusiones sobre otros temas que en realidad no se relacionan con lo que usted desea comunicar en este preciso momento.

13. Cuando haya terminado de exponer lo que pretendía comunicar, dé por terminada la situación, agradézcale a la otra persona que lo haya escuchado y libérese de su ira. No tiene ningún sentido quedarse fijado al resentimiento, que solo le hará daño a usted.

Cuanto menos cólera experimente y menos temor sienta a expresar lo que siente, menos se enfadará. Le enseñaron que intentara vivir sin enfadarse; pero ese deseo surgió del miedo que inspira el monstruo de la emoción. Solo cuando somos capaces de dominar la cólera en vez de reprimirla conseguimos llevar una vida en la que dicho sentimiento se manifiesta en contadas ocasiones.

Cuando usted acepta la ira como parte natural de su experiencia como ser humano, encuentra un amigo que puede ayudarlo y enseñarle a desarrollarse como individuo y a tener relaciones sanas y enriquecedoras con los demás. Cuando usted supera el miedo que le despierta un sentimiento tan intenso como la cólera, se aproxima a la aceptación de sí mismo y de los demás. Cuando uno se acepta cada vez más, también acepta con mayor tolerancia a las otras personas. Cuanto más acepte todas las partes que lo conforman, menos se enfadará con los otros puesto que ya no representarán un espejo donde mirar aspectos reflejados de usted mismo que lo irritan.

Mientras aprende a centrarse y aceptarse con un amor incondicional, la ira se desvanecerá paulatinamente. Ya no sentirá la necesidad de luchar por lo «que es». Llegará a aceptarse y a confiar en sí mismo y en sus recursos espirituales para afrontar todo lo que el presente le depare y para hacer frente a futuros retos.

En el siguiente capítulo analizaremos ese proceso de centrarse, la clave para educarse a sí mismo a fin de alcanzar el éxito.

EJERCICIO

Piense en una situación que lo irrite en el presente. Practique antes de contarle a la persona en cuestión cómo se siente. En primer lugar, exprésese de una forma agresiva y culpabilizando a la otra persona. Luego céntrese en sí mismo (véase el Capítulo VIII) y dígale con el corazón y en sus propias palabras lo que siente y por qué motivo (por ejemplo, «Me sentó fatal que .... porque .... Me gustaría .... y necesito que ....»).

Observe la diferencia entre estas dos experiencias.

Tome consciencia del dolor que puede encubrir su cólera. Permítase reconocer y expresar también los sentimientos relacionados con su sufrimiento.

Libere sus sentimientos y afirme lo que está haciendo con amor y perdón. Abandónese. Visualice que la ira abandona su cuerpo y se evapora. Experimente la ligereza y el alivio que genera esta experiencia.

CAPÍTULO VIII

Centrarse

Para educarse a uno mismo de una forma satisfactoria es preciso comenzar por desarrollar un estado de consciencia que permita observar los pensamientos, los sentimientos, las elecciones y las experiencias. Ese estado de consciencia se denomina el «Ser Superior», el «Ser Central», el «Testigo» o «Conocimiento Consciente». Cualquiera sea el nombre que escojamos, nos referimos a un proceso y no a una entidad.

El conocimiento consciente es el proceso de observarse momento tras momento durante toda la vida. Este estado de consciencia toma nota de lo que observa sin juzgar ni evaluar, sin compararse con otras personas y sin ninguna necesidad de comprensión intelectual ni de emoción. El conocimiento consciente se basa en el amor incondicional. No tiene que controlar los resultados de lo que está observando, simplemente observa y toma nota de lo que ve.

Cuando usted aprende a centrarse, puede enfocar a voluntad su conocimiento consciente, profundizarlo y ampliarlo. Se trata de un proceso simple que es intuitivamente familiar. En primer lugar, requiere una concentración total. Gradualmente, se convertirá en una respuesta simple y natural, disponible en cualquier momento que exista tensión o cuando tenga la sensación de estar descentrado. Una vez que se conoce lo que es estar centrado es fácil reconocer cuándo se está descentrado, de manera que uno intencionalmente puede volver a centrarse.

Quizá desee usted leer la siguiente descripción del proceso de centrarse para luego cerrar los ojos y probar la experiencia. Si tiene problemas para recordar el proceso en su totalidad, puede grabar las indicaciones y luego escuchar la grabación. Mientras graba las consignas, léalas lentamente con el fin de disponer de tiempo suficiente para cada uno de los pasos del proceso.

En primer lugar, perciba cuál es el centro de su cuerpo físico enderezando su columna vertebral y moviendo el torso hasta encontrar una posición centrada, en la que usted no se incline lateralmente, hacia delante ni hacia atrás. Si está usted de pie, asegúrese de que sus rodillas están relajadas, la pelvis ligeramente adelantada y el peso del cuerpo equilibrado sobre ambos pies. Luego observe su respiración e intente que fluya abiertamente mientras usted exhala e inhala profundamente. Sus ojos pueden estar abiertos o cerrados y deberá concentrarse en la región del corazón.

Visualice un haz de luz blanca y pura que fluye hacia su cuerpo por encima de su cabeza y penetra a través de la coronilla. Perciba esta luz blanca, energía amorosa que fluye desde la parte superior de la cabeza hacia el centro de su cuerpo abandonándola a través de las pies y vertiéndose en la tierra, limpiando su cuerpo y alimentando nuestro planeta.

Ahora concéntrese conscientemente en la región del corazón, en el centro de su pecho. Sienta su corazón y ábrase al flujo del amor incondicional. Es posible que experimente una sensación de vibración o cosquilleo, que sienta un calor intenso o incluso una energía fresca. Descubra el modo en que usted experimenta la energía del amor incondicional y afirme mentalmente: «Deseo centrarme en el amor incondicional».

Luego imagine que la luz blanca que está en la tierra debajo de usted se convierte en un sistema de raíces o en una única raíz que se extiende en sentido descendente para alcanzar el núcleo de la tierra y ofrecerle estabilidad y nutrición. Visualice con claridad su sistema de raíces y perciba cómo lo soporta. Afirme mentalmente: «Estoy centrado y mi base es el amor incondicional».

Ahora haga girar esta luz blanca alrededor de su cintura y diríjala luego hacia sus pies formando un capullo que envuelva la mitad inferior de su cuerpo. A continuación forme otro capullo de la cintura para arriba para envolver la parte superior de su cuerpo. Visualícese envuelto en la luz blanca y afirme mentalmente: «Estoy centrado, arraigado y protegido por la energía del amor».

Una vez que se sienta centrado, arraigado y protegido, abra su consciencia hacia el espacio que rodea su cuerpo físico y conéctese con su campo energético. Sienta la vibración del amor y la luz blanca que rodean su cuerpo. Perciba que la luz blanca fluye a su alrededor y a través de usted, llenándolo de energía amorosa y protegiéndolo de cualquier fuerza negativa que se le acerque. Visualice que usted envía esta energía amorosa a los demás a través de sus ojos, sus manos, su corazón y sus pensamientos.

Una vez más, visualice el capullo de luz blanca que acompaña a su campo energético. Imagine que esa brillante luz blanca se transforma en un cristal de cuarzo claro y puro. Véase dentro de ese cristal y luego mire hacia fuera desde el lugar que ocupa dentro del cristal y visualice una flecha negra que se dirige hacia usted. Obsérvela mientras se acerca y advierta que se detiene en cuanto entra en contacto con el borde exterior de su escudo de cristal. Observe que la flecha cambia gradualmente de color, pasa del negro al gris y finalmente al blanco puro. Mientras pierde su color, se introduce fácilmente en el cristal convirtiéndose ella misma en cristal. Su escudo de cristal se amplía mientras integra la flecha en su interior.

A continuación visualice un grupo de flechas negras que se dirigen hacia usted desde una gran distancia. Obsérvelas acercarse al borde exterior de su escudo de cristal. Otra vez se detienen al tocar el borde exterior de su escudo protector. Cambie el color de las flechas de negro a gris y de gris a blanco; mientras las flechas se tornan blancas atraviesan el escudo de cristal y se transforman en este material. Su escudo de cristal se agranda y se expande de la misma forma que usted desarrolla y amplía su ser con todos los retos que la vida supone.

CAPÍTULO IX

El amor incondicional

E L AMOR INCONDICIONAL es un amor sin juicios ni comparaciones y que no tiene necesidad de una comprensión intelectual. El amor incondicional es la fuerza vital, la energía que se mueve dentro de usted y a su alrededor. Es la energía del universo.

Abrirse a la energía del amor incondicional es como abrir una puerta hacia el espacio donde vibra la esencia de su ser. El amor incondicional es la energía que recibe en lo profundo de su alma.

El amor incondicional lo vincula con su Ser Superior. Es su conexión con el Ser Infinito, la Sabiduría Infinita, la Inteligencia Infinita.

Su Ser Superior es una consciencia de amor incondicional que está siempre disponible para guiarlo y ayudarlo cada vez que usted se abra a esta presencia en su vida. No lo empuja ni lo obliga a hacer nada. Sencillamente está presente y disponible para usted siempre que desee dejarse abarcar por él.

El amor incondicional acepta «lo que es» y honra su libre albedrío para cambiar el curso de su propia vida. El amor incondicional le permite que deje libres a las personas con las que se encuentra mas vinculado para que ellas conduzcan sus propias vidas. Y el amor incondicional abarca la necesidad de establecer y mantener los límites. Reconoce que cada individuo debe encontrar su propio centro y desde él mantener los límites que le sean necesarios para vivir cómoda y satisfactoriamente. Significa decir tanto «sí» como «no» en las relaciones con los demás. Quiere decir amarse a sí mismo y a las otras personas. No significa de ningún modo admitir comportamientos inaceptables de los demás en detrimento de la propia persona.

Cuando la hija de Heather, Chris, tenía dieciséis años ambas sostenían un doloroso enfrentamiento. Chris se mostraba enfadada, frustrada y beligerante. Hearther luchaba por no perder el control de su hija y mantener los límites adecuados para ella. Sin embargo, cuanto más intentaba la madre ser firme y afectuosa, con mayor vehemencia luchaba la hija.

Heather era lo suficientemente inteligente como para advertir que la ira de Chris reflejaba la rabia que había reprimido cuando sus padres se habían divorciado unos años atrás. Cuando Chris se enfadaba con Heather, se marchaba a casa de su padre para ganar su apoyo en la batalla que mantenía con su madre. El padre se alegraba de que ella recurriera a él y la animaba a pelearse con Heather. Finalmente, Chris decidió que quería vivir con su padre.

Durante años, Heather había temido esta posibilidad. Había criado a Chris y deseaba completar su tarea. Se sentía tremendamente afligida por el rechazo de su hija y de su ex marido.

Heather se vio obligada a buscar dentro de sí misma para afrontar su dolor. A través de esta experiencia comprendió el significado del amor incondicional. Amarse a sí misma significaba reconocer que no era el objeto de toda la rabia de Chris. Amarse a sí misma también significaba que merecía un descanso de la guerra que le daba Chris. Amar a Chris implicaba saber que su lucha actual era una parte importante de su desarrollo. Amar a Chris quería decir reconocer que su hija necesitaba conocer mejor a su padre. Amar a Chris significaba dejarla libre para que estableciera un vínculo afectivo con su padre y que superara la ira que le había producido que sus padres se divorciaran.

Amar a Chris y amarse a sí misma significaba dejarla marchar sin interpretar su necesidad de pasar un tiempo con su padre como un rechazo hacia su persona. Amar a Chris y amarse a sí misma implicaba no juzgarla ni compararla con ninguna otra hija y dejarla marchar sin culpa ni sentimientos de venganza. Amar a Chris y amarse a sí misma significaba abandonarse.

Durante los meses siguientes en los que tuvo que adaptarse a vivir sin Chris, Heather se sintió muy sola. Le dio libertad a su hija para acercarse a ella cuando sintiera que estaba preparada y se abstuvo de obligarla a visitarla y a hablar con ella.

Tras varios meses, Chris comenzó a visitar a su madre. Hablaban y se reían y se veían mutuamente bajo una nueva luz. Ambas se sentían más fuertes, más libres y más independientes. Gracias a esa fuerza, gozaron de la libertad de reconocerse mutuamente y disfrutar de su mutua compañía.

Finalmente, Chris logró conocer más claramente a su padre y se dio cuenta de que ni él ni su madre eran realmente el problema en su vida. Comenzó su verdadero desarrollo al advertir que su vida y sus opciones eran únicamente suyas; sus éxitos y sus fracasos eran su propia responsabilidad; su rabia correspondía a la niña que habitaba en ella que luchaba por no aceptar su responsabilidad individual para vivir su vida.

Seis meses más tarde volvió a vivir con su madre. Ambas disfrutaron de una relación que se había transformado; no era perfecta, pero sí radicalmente diferente. Ahora, amor significaba saber que ninguna tenía la clave para la felicidad de la otra. Liberadas de esa confusión, Heather y Chris fueron libres para quererse sin juicios, culpas ni resentimientos. Se habían dado libertad y habían sobrevivido; ahora podían estar frente a frente con la fuerza que cada una de ellas sabía que era su propio recurso y al amor incondicional que les había permitido sanear su relación.

CAPÍTULO X

El miedo:
El deleite del saboteador

EL MIEDO consigue descentrarlo y desequilibrarlo. Lo convence de que protegerse de los demás estableciendo límites es peligroso. Después de todo, si usted sabe cuidar de sí mismo y se hace valer, probablemente será rechazado y abandonado por las personas que son más importantes en su vida. El miedo le recuerda una y otra vez que el amor de dichas personas es endeble y que puede desaparecer si usted osa no complacerlos.

El miedo es el lado oscuro de la vida. Sirve de alerta cuando se encuentra usted frente a un peligro real y necesita realizar alguna acción para protegerse. Sin embargo, también se apodera de su mente cuando no existe ningún riesgo real y lo anima a crearse problemas generando pensamientos que producen temor.

El miedo es la energía que se oculta tras la duda, el maltrato, las conductas destructivas y la violencia. Constituye el arma más poderosa del Saboteador. Cuando usted está asustado, su aprehensión distorsiona sus pensamientos y sus acciones. Si usted está cada vez más atemorizado, produce cada vez más pensamientos negativos que pueden terminar en una espiral

de conductas destructivas. Luego se sentirá impotente para poner freno a la marea de terror que el Saboteador Interno ha producido con su autorización.

Atrapado en esta trampa fabricada por usted mismo,
no es difícil que pierda de vista a su ser superior y que
tenga problemas para detener los pensamientos negativos y las conductas destructivas. Usted está descentrado, y aunque se dé cuenta de ello, posiblemente se
sienta incapaz de volver a encontrar el camino.

El miedo le enseña a esperar el peor resultado posible en cualquier circunstancia, a dudar de los demás y
a dudar de sí mismo. Le exige que se someta a sus
presunciones y que favorezca los resultados negativos
que él predice. Lo paraliza y lo mantiene bloqueado en
situaciones dolorosas de las que usted necesita liberarse.

El miedo lo obliga a no reconocer ni respetar los
límites. También le impide establecerlos. Lo sabotea
convenciéndolo de que si usted no se muestra indulgen-
te con lo que los demás desean, ellos pueden rechazarlo, abandonarlo o de alguna manera hacerle daño.

El miedo lo conduce a abusar de usted mismo. Lo
arrastra más allá de los límites de su resistencia física y
emocional porque usted se dice que no podrá lograr el
éxito sin sufrir ni trabajar en exceso.

Debido al miedo usted se aprovecha de otras personas. El miedo le hace creer que no puede tener éxito
ni ser económicamente independiente. Al creer esto
usted depende de personas que le parecen indispensa-
bles y a las que, sin embargo, no tiene en cuenta —como
tampoco a sí mismo— en el proceso. Usted considera
que para ganar tiene que estafar a alguien porque el
miedo lo ha convencido de que sus recursos persona-

les no son suficientes ni adecuados para los desafíos que debe afrontar.

Cuando se rinde ante el Saboteador, usted expresa su terror mediante conductas destructivas. Cuando el miedo se hace cargo de la situación, usted permite que sus impulsos lo controlen.

El miedo sabotea sus relaciones en todos los casos en que usted admite las conductas destructivas de otras personas y las apoya a pesar de que le hacen daño; y no solamente a usted, sino también a la persona en cuestión. Sin embargo, usted considera que está actuando acertadamente al no asumir el riesgo de oponerse a dicha conducta o retirar su apoyo.

Usted proyecta sus necesidades y recursos sobre los demás cuando se siente atemorizado. El miedo consigue que usted se aproveche de la otra persona o, por el contrario, que la proteja, ignorando lo que cada uno de vosotros podría hacer por sí mismo.

Cuando usted siente miedo, se desplaza desde el momento actual hacia el futuro y prevé problemas. El miedo también lo saca del presente para llevarlo al pasado con el fin de que recuerde antiguos sufrimientos y decepciones y que alimente la idea de que se repetirán en el futuro.

Cuando advierta que está asustado y que el Saboteador lo está dominando, céntrese. El miedo actúa entonces como una señal que indica que usted ha perdido su equilibrio y necesita centrarse otra vez.

Su centro está siempre presente y disponible. No olvide que ese centro está cerca de su corazón. Imagine la energía amorosa que se irradia desde esta región, envuelve su cuerpo físico en una espiral en expansión y lo trasciende introduciéndose en el reino de las dimensiones etéricas y espirituales. Afirme: «Ahora me estoy centrando» mientras imagina esa magnífica espiral. Relaje su respiración mientras regresa al momento actual y libérese del miedo.

En cada momento de la vida usted elige estar centrado en la energía del amor o descentrado y actuando con su Saboteador en la energía del miedo. Independientemente de cuántas veces necesite usted hacerlo, puede elegir el amor al miedo y volver a centrarse en esa energía sanadora. De este modo usted se liberará del Saboteador que le despierta temor en vez de quedarse fijado a él y permitir que lo domine cada vez más.

Arlene era la única hija de una familia temerosa. Sus padres la sobreprotegían y evitaban todo aquello que pudiera disgustarla. Ellos tenían la esperanza de que, como compensación, ella, a su vez, los protegiera. Esto quería decir que no hiciera nada que ellos no aceptaran o aprobaran.

En esta familia abundaban las preocupaciones. Los padres de Arlene le enseñaron a preocuparse por todas las cosas malas que le podían suceder. Esta familia consideraba que la vida era dura y difícil de soportar.

Cuando Arlene se convirtió en una persona adulta (cronológicamente), emocionalmente seguía siendo una niña. Tenía grandes dificultades para tolerar los momentos buenos y malos de la vida ordinaria. Se preocupaba en exceso de sí misma tal como habían hecho sus padres, se sentía desdichada y frustrada y le atemori-

zaba cualquier cosa que hacía. Permitió que sus miedos la dominaran sin ser capaz de realizar ciertas acciones que podían haber convertido su vida en algo más gozoso y que le deparara éxitos. Siempre temía fracasar.

Cuando Arlene y yo trabajamos juntas, insistí en que asumiera la responsabilidad de estar asustándose a sí misma al convertirse en la parte Saboteadora de sí misma que producía sus miedos. Cuando afirmaba: «Me da miedo», le solicitaba que cambiara su afirmación por «Asusto a Arlene con que...». Entonces ella decía: «Me da miedo hacer eso», y yo le preguntaba: «¿De qué modo estás asustando a Arlene?». Al apropiarse de esa parte Saboteadora que producía sus miedos y modificar de este modo su forma de expresarse, tomó consciencia de su poder; el poder de asustarse o de reafirmarse. Una vez que reconoció su responsabilidad en la creación de su ansiedad, se encontró ante una opción que nunca antes había vislumbrado. Podía seguir asustándose a sí misma o podía alentarse y consolarse.

Gradualmente comenzó a experimentar su fortaleza. Yo me mostré firme con ella negándome a compadecerla cuando afirmaba con impotencia: «Pobre de mí». Aprendió a tomar consciencia de las ocasiones en las que se escapaba del momento presente para aterrorizarse con algo que había sucedido en el pasado o que podía acontecer en el futuro.

Mientras realizaba estas modificaciones, una parte de Arlene estaba muy enfadada. Su parte disgustada deseaba que la trataran como la niña indefensa que siempre había sido. Cuando me negué a *representar el papel complementario de compadecerme de ella, se puso furiosa porque había descubierto su juego. Sin embargo, su cólera también fue un gran adelanto. Ella necesitaba la energía y la potencia de la rabia que había reprimido durante tanto tiempo para liberarse de la prisión en la que había vivido toda su vida debido al miedo.*

CAPÍTULO XI

Cómo beneficiarse de sus partes fuertes

L O QUE SUCEDE cuando usted está descentrado es que ha identificado su ser total con un modelo energético, que se conoce como una subpersonalidad, o una parte interna que le ha permitido asumir el control de sí mismo. Cada uno de nosotros está formado por varias partes. Desarrollamos estos modelos energéticos en respuesta a nuestras experiencias vitales. Cada una de ellas se relaciona con nuestro ser central o superior cuya función es mantener nuestro conocimiento consciente con el objetivo de guiarnos, reconocer y aceptar nuestras subpersonalidades, definir sus límites y crear armonía entre ellas.

Educarse a sí mismo con amor significa aprender a reconocer, nombrar y aceptar la miríada de partes que lo componen, incluyendo al Saboteador Interno. El objetivo no es eliminar ninguna de esas partes, ni siquiera las más oscuras y difíciles como el Saboteador. Se trata de conocerlas y otorgarles un lugar en vez de ignorarlas e inconscientemente permitirles que se entrometan en su vida de un modo destructivo y demoníaco.

Cada una de las partes que lo componen es un modelo energético diferente, con su propia personalidad y sistema de creencias. Cada una de ellas puede ser nombrada y fácilmente reconocida por su energía, su forma de conducirse y de pensar.

Personalmente, reconozco a la temerosa Martha que piensa negativamente y se relaciona con el mundo a través de sus miedos, tal como aprendí en mi infancia. Mi Saboteador se deleita utilizando a la temerosa Martha para sus propósitos. También existe la Vulnerable Martha, la Martha protectora y controladora, la silenciosa y secreta Martha, la Martha sensual y sexual, Martha la Mártir, Martha la que se enfada, Martha la Guerrera, Martha la crítica e impulsiva, Martha la afectiva y cuidadosa, la lúdica Martha, Martha la creativa y mágica, Martha la Madre y Martha la Bruja, para nombrar solo algunas de las partes que me componen.

Es divertido reconocer y nombrar estas partes de mí misma. He aprendido que cuando a través del conocimiento consciente soy capaz de identificar una de estas partes cuando sale a escena, tengo la oportunidad de elegir identificarme totalmente con ella o no.

Cuando me identifico plenamente con una de mis subpersonalidades, estoy fuera del alcance del resto de mí misma. Cuando la parte con la que me identifico es apropiada para la circunstancia que me rodea, esa identificación resulta provechosa. Sin embargo, cuando Martha la temerosa o Martha la crítica e impulsiva entran en acción, no deseo identificarme completamente con ninguna de ellas, pues en general no son adecuadas, útiles ni constructivas.

Martha la temerosa solía ser una parte muy poderosa. Llegué a ella porque durante mi infancia aprendí a sentir miedo. Martha la temerosa es una subpersonalidad que se asusta de todo y que tiene pensamientos negativos. Mi Saboteador intenta utilizarla para arruinar los momentos en los que estoy disfrutando y me siento feliz. Recuerdo la primera vez que la vi y la sentí con toda claridad. Estuve a punto de permitirle que se apoderara de mí para sabotear mi felicidad.

Acababa de comprarme una espléndida casa junto a mi lago favorito de Oklahoma. Sentada en el salón de mi casa, me sentía entusiasmada y emocionada mientras miraba el lago e imaginaba todos los buenos momentos que mi familia disfrutaría en ese maravilloso lugar. De repente, sentí que mi ánimo cambiaba. Reconocí una voz dentro de mí que me recordaba que mis hijas estaban en Colorado esquiando con su padre. ¿Volverían sanas y salvas a casa? ¿Llegarían a ver ese lugar tan especial y a disfrutarlo? Todas las cosas terribles que podían pasarles acudieron a mi mente. Estaba arruinando mi momento de goce. Martha la temerosa me lo había robado.

Entonces, otra parte de mí advirtió lo que estaba sucediendo. Mi conocimiento consciente se retiró de la escena y observó lo que estaba sucediendo sin juzgarme. Fui capaz de separarme de Martha la temerosa y encontré la nota de humor en mi situación. Me reí al darme cuenta cuán creativa podía ser a la hora de estropearme mi propio placer y amedrentarme sin piedad. También advertí que Martha la temerosa me recuerda a mis padres y a mis raíces sureñas. «Espera lo peor y no te desilusionarás», era nuestro lema.

Al ser capaz de ver a Martha la temerosa con absoluta claridad, al nombrarla y quererla compasivamente, comencé a dominarla. Actualmente rara vez es capaz de arruinarme un momento de felicidad. Sin embargo, aún está conmigo y periódicamente me reclama atención, en especial cuando estoy a punto de asumir un riesgo y aventurarme en un territorio completamente nuevo que me abrirá las puertas hacia nuevas situaciones en mi vida.

Una de sus recientes apariciones fue cuando estaba a punto de subir a un avión que me llevaría a Hong Kong en la primera etapa de un viaje alrededor del globo. Mientras me acercaba a la zona de embarque, sentí la presencia de Martha la temerosa. No deseaba marcharse, pues estaba convencida de que sucedería algo terrible. Sabía que yo ya no volvería a ser la misma después de este viaje si lograba sobrevivir a él. ¿Cómo podía dejar a mis hijas?

Tal como me había enseñado a mí misma, decidí centrarme y saludarla; le comuniqué que sabía que estaba asustada y que cuidaría de ella. También establecí ciertos límites. Le recordé que no le estaba permitido pasar por encima de mí e intentar dominarme, y que no tenía derecho a arruinar mi felicidad. Con gran firmeza le dije que nos embarcaríamos en ese avión y que íbamos a disfrutar de esta maravillosa aventura. Y así fue.

Ser capaz de centrarme ha hecho que mi vida sea más fácil y más entretenida. Al centrarme, reconozco la fuerza de la que dispongo y la empleo para afrontar con responsabilidad y entereza cualquier situación que se presente. Utilizo mi fuerza para establecer límites con el Saboteador y las partes de mí misma que me pueden causar problemas. No debo permitirles que me compliquen la vida, que arruinen los momentos gozosos ni me saboteen.

Cuando usted reconoce varias de sus subpersonali-dades, está usted creando nuevas opciones. Al tomar consciencia de las partes que lo integran, usted puede observarlas en acción sin identificarse con ninguna de ellas. Esto le permite educarse a sí mismo de una manera completamente diferente.

Por ejemplo, si su Crítico Interno no cesa de hacerle observaciones sobre su comportamiento, cuestionán-dole su valor y competencia, puede usted sintonizar con su Conocimiento Consciente para reconocer la voz y la energía de su crítico. Una vez que sepa usted qué es lo que él pretende, debe decidir si desea o no prestar atención a lo que dice. Si usted se inclina por ponerle límites a dicho Crítico al negarse a escucharlo, su Niño Interior se sentirá aliviado y encantado. Él odia ser constantemente criticado y desvalorizado. Al imponer-le claramente los límites a su Crítico, usted protege a su Niño Interior y crea un ambiente más afectuoso y posi-tivo a su alrededor.

La importancia de conocer sus partes internas es sencillamente eso: conocerlas. Usted no tiene la inten-ción de modificarlas, solo pretende comprender sus acti-tudes, creencias, sentimientos y objetivos. Al conocer y aceptar a todos sus seres interiores, usted deja de rechazarse a sí mismo y experimenta la maravillosa sensación de integridad y curación que se derivan del hecho de abarcar todas las partes que lo componen. Pero para hacerlo, debe usted desenmascarar todas las partes que ha rechazado, olvidado y ocultado en lo más profundo de su ser. Esas son las partes de las que carece.

CAPÍTULO XII

Las partes que faltan

E L SER SUPERIOR también puede ayudarnos a tomar consciencia de las partes de nosotros mismos que nos faltan o a las que rara vez permitimos ser activas en nuestra vida. Es posible que algunas de ellas nos inspire temor y que intentemos vivir como si estos potenciales no existieran dentro de nosotros. Por ejemplo, una persona que parece ser siempre fuerte, mantener el control y no dejarse dominar por las emociones acaso se haya desvinculado de la parte vulnerable de sí misma. Sin embargo, esa parte continúa en acción aunque la persona en cuestión no la tome en cuenta. Puede haberse convencido de que es invulnerable, que está a salvo y que no pierde el control sobre las cosas. Cuando su parte vulnerable actúa fuera del ámbito de su consciencia y quizá incluso esté generando confusión, enfermedad y ansiedad, el individuo se siente fuera del alcance de esta dimensión de la vida que afecta a todos los seres humanos. Cierto día descubrirá que se enfrenta a la tragedia, a la pérdida, a la enfermedad o a algún cambio significativo en su vida. Tal experiencia constituirá un reto para que se haga cargo de su niño vulnerable y cuide de él con cariño y compasión.

Las partes que nos faltan desarrollan su actividad fuera del campo de la consciencia y sabotean nuestra vida con una fuerza inusitada. La persona que no es consciente de su vulnerabilidad puede arruinar su salud por el esfuerzo que le supone ir más allá de los límites de la resistencia humana. Quienes desconocen sus partes enfadadas dejan que esas poderosas energías funcionen más allá de su consciencia y de su control. Su ira ignorada consigue expresarse de un modo inconsciente y solapado que crea confusión en los negocios y en las relaciones personales. También puede ser causa de una depresión y destruir la salud física.

Supongamos que una mujer ignora su parte «bruja». No la reconoce y emplea esa energía cuando necesita protegerse en las relaciones con los demás. Sin embargo, en la intimidad de su hogar esta parte no reconocida puede manifestarse de un modo mezquino con las personas que ella ama. También puede suceder que se sienta atraída por hombres difíciles y egoístas. Ellos no tienen ningún reparo en expresar la parte «bastarda» de sí mismos y reflejar esa energía para ella. Ella se siente impotente y se pregunta cómo puede ser que una persona amable como ella se relacione con hombres tan desagradables.

Cuando ignoramos una parte de nosotros mismos, esa parte se irrita con nosotros del mismo modo que nosotros nos irritamos cuando alguien que conocemos nos ignora. Si insistimos en ignorarla, no dudará en provocar conflictos hasta que le dediquemos nuestra atención. Por ejemplo, si una parte lúdica y divertida está ensombrecida por la parte que es dinámica y exigente con el trabajo, es probable que nos encontre-

mos enredados en discusiones fuertes y poco razonables con personas que queremos y a quien no deseamos
hacer ningún daño,

Otras personas advierten esas partes inactivas o ausen-
tes en nosotros y tienen la sensación de que no estamos
disponibles para ellos en esos aspectos. Por ejemplo,
si no nos mostramos inclinados a ser pacientes y cariñosos con nosotros mismos, los demás sentirán que
somos impacientes, fríos y distantes con ellos.

Educarse a sí mismo para conseguir el éxito significa reconocer y hacerse cargo de todas las partes que
lo integran, incluso aquellas que inspiran temor o las
más desagradables. Cuanto más abarque de sí mismo,
menos probable será que mine sus fuerzas con conductas destructivas que funcionan sin su conocimiento y
fuera del ámbito de sus decisiones conscientes.

*Alyse comenzó una terapia porque tenía frecuentes
ataques de ansiedad. Su casa había sido completamente destruida por un tornado hacía pocos meses.
Con su notable capacidad para hacerse cargo de las
situaciones difíciles, se las había arreglado para seguir
adelante con su apretada agenda de actividades, trabajando fuera de casa y desempeñándose como ama
de casa y madre, mientras se ocupaba de mudar a su
familia de cinco miembros y de la reconstrucción de su
casa. Se empeñaba cada vez más por mantener el control de la situación en estas terribles circunstancias.*

*Cuanto más se esforzaba, más ansiosa se sentía y su
parte vulnerable, asustada y agobiada, amenazaba con
quebrar su consciencia. Estaba aterrorizada por esa*

parte vulnerable y sufría una crisis de ansiedad cada vez que esta subpersonalidad estaba a punto de hacerse consciente.

En el transcurso de la terapia, le pedí que tomara consciencia de la parte Protectora-Controladora que había en ella y que se cambiara de silla para representar a esa parte de sí misma. Cuando cambió de asiento, me dirigí a ella reconociendo a dicha parte y agradeciéndole que aceptara hablar conmigo. Le expliqué que había hecho un buen trabajo durante años al mantener a salvo a la Niña Vulnerable de Alyse escondiéndola en su interior. Comenté que quizá su trabajo actual se vería simplificado si permitía que Alyse tomara contacto con esa Niña maravillosa que había en su interior. Aseguré a la parte Protectora y Controladora que simplemente deseábamos conocer a esa niña y que no intentaríamos modificarla ni tampoco deshacernos de la parte Protectora-Controladora. Ella compartió conmigo la inquietud que le producía el hecho de permitirnos hablar con la Niña Vulnerable y luego aceptó el experimento. Entonces invité a Alyse a que se concentrara en la Niña Vulnerable que habitaba en ella y le pedí que se cambiara de silla cuando sintiera la presencia de esa niña. Así lo hizo, y aunque en principio resultó difícil, finalmente esa parte de ella fue capaz de hablar. La vulnerable Alyse estaba cansada, asustada y enfadada; necesitaba consuelo. Había sido completamente ignorada durante todo el periodo de tiempo posterior al tornado.

Resulta irónico que haya elegido esa terrible catástrofe para obligar a Alyse a que la viera y que comenzara a integrar esta parte rechazada de sí misma en su vida. Sin esa parte humana, hermosa y sensible de sí misma, estaba impidiendo que en su vida se manifestaran el placer, la belleza y el goce. Ahora Alyse podría aceptar la dimensión amable, suave y vulnerable de sí misma para equilibrar su parte fuerte y competente.

EJERCICIO
Conociéndome

Tómese unos minutos para pasarlo bien descubriendo algunas de las partes que lo componen. Las partes que enumeramos a continuación solo son algunas de las que están a su disposición. Cuando usted tome consciencia de su experiencia interna y sintonice con ella, amplíe la lista para ajustarla a sus necesidades. Cuantas más partes pueda reconocer para comunicarse con ellas, más útiles le resultarán y mayor será la armonía entre todas las partes que lo integran.

Hable con cada subpersonalidad como si fuera una persona completa con sus necesidades, sentimientos, poder, responsabilidades y su contribución a la seguridad y armonía de su vida. Visualícela como si de una persona se tratara. Pregunte a cada una de las partes qué necesita de usted para contribuir a una mayor armonía en su vida. Visualice que está ofreciéndole lo que necesita. Por ejemplo, la parte temerosa puede pedirle seguridad y protección. Es posible que usted vea a esa parte como un niño pequeño a quien envuelve en una manta y acuna sentado en una mecedora. Asegúrele que usted es capaz de cuidarlo y protegerlo.

Agradézcale que le advierta con antelación de la existencia de probables riesgos para que pueda ocuparse de ellos adecuadamente y protegerse. Hágale saber que usted la estima, pero que no le permitirá que tome las riendas de su vida. Incluso puede acostarla en una pequeña cama y arroparla.

Mientras comienza a comunicarse con cada una de las partes que hay dentro de usted, preste especial atención a cómo se siente cada una de ellas. Tome nota de cómo siente su energía. Sienta esa energía. Esto le ayudará a reconocer fácilmente esas partes cuando alguna entre en acción en su vida. Quizá desee usted satisfacer mediante ciertas conductas las diversas partes que encuentra en su interior. Por ejemplo, es posible que se dé un baño caliente para proteger al Niño Vulnerable o que ordene y recoja su escritorio para satisfacer a esa parte que reclama organización y claridad en su trabajo.

A continuación exponemos un ejemplo de cómo puede usted iniciar el diálogo:

Hola, temerosa .... (utilice su nombre). ¿Qué quieres decirme? ¿Qué necesitas de mí? ¿Qué me ofreces? ¿Cómo te comportas cuando te ignoro?

Gracias por ayudarme a tomar más consciencia de tu papel en mi vida. Cuidaré de ti porque ....
....
....
Y en retribución quiero que tú ....
....
....

Hola, Saboteador ....

Hola, Juguetón ....

Hola, Creativo ....

Hola, Crítico ....

Hola, Preocupado ....

Hola, Protector y Controlador ....

Hola, Vulnerable ....

Hola, Prepotente ....

Hola, Poderoso ....

Hola, Guerrero ....

Hola, Complaciente ....

Hola, Sexual ....

Y todas las demás partes de las que usted tome consciencia.

Quizá le interese leer un libro excelente que trata de las diferentes partes que lo componen. *Embracing ourselves,* de Hal Stone, doctor en Psicología, y Sidra Winkelman, doctora en Psicología. Se trata de un manual para aprender a dialogar con las partes que lo integran. Fue publicado en 1985 por DeVorss and Company, P. O. Box 550, Marina del Rey, California 90294.

CAPÍTULO XIII

Centrarse y salud física

S U CUERPO FÍSICO refleja la armonía o la inarmonía que existe en la orquesta que forman sus subpersonalidades. Aceptarlas, apreciarlas y reconocer sus sentimientos mejorarán su salud física y su bienestar.

Antes de aprender a identificar y reconocer mis subpersonalidades y sus sentimientos padecía diversos problemas físicos, como jaquecas, una úlcera, diarreas, cansancio e insomnio. Ahora que tengo cuarenta y tres años me siento más sana que cuando tenía veintitrés. Rara vez me encuentro enferma o tengo alguna afección física, y cuando las padezco generalmente se debe a que he ignorado a mi parte vulnerable y a sus sentimientos y necesidades durante un periodo de tiempo. Enfermarme era la única excusa por la que yo me permitía faltar a mi trabajo o descansar. Ahora que he aprendido a relajarme y disfrutar del tiempo de ocio ya no dudo en tomarme un día libre para equilibrar el tiempo para el trabajo y el tiempo para relajarme. Ya no me obligo a seguir adelante sin descansar hasta que me detiene una enfermedad. Respeto mis límites y la necesidad que tengo de encontrar equilibrio en mi vida.

Cuando aparece una enfermedad, es importante aceptarla y rendirse ante el cuerpo físico que necesita descansar y curarse. Enfermarse no es un signo de debilidad ni de fracaso, sino una señal de que necesitamos un tiempo de reposo para recuperar el equilibrio. Quizá estemos ante un proceso de limpieza después de haber experimentado grandes cambios de consciencia. La enfermedad puede ser un indicativo de la necesidad de un cambio radical que estábamos evitando o negando. El descanso que nos vemos obligados a aceptar nos ofrece un tiempo para reflexionar en lo que hemos ignorado. Cuando reconocemos a qué se debe el desequilibrio y decidimos corregir el problema, la curación es normalmente rápida y completa. La enfermedad es una experiencia necesaria y útil, un proceso de limpieza que nos ayuda a centrarnos una vez más.

Con frecuencia, toda enfermedad refleja la dificultad de decir «no» a los demás. Sin esta opción, nos agotamos y también agotamos nuestros recursos haciendo lo que en realidad no deseamos hacer. El cuerpo físico parece decir: «¡Eh tú, presta atención! Nos estás haciendo daño y ni siquiera te preocupa lo que sentimos. Si sigues ignorándonos, nos marcharemos». Si nuestro cuerpo consigue atraer nuestra atención y realizamos los pasos necesarios para corregir nuestros problemas y expresar los sentimientos que hemos ignorado, la enfermedad ya no resulta necesaria y nuestra salud mejorará.

LA HISTORIA DE CAROL

Carol era una mujer que tenía aproximadamente mi misma edad y a la que conocí hace ocho años. Vino a consultarme después de enterarse de que padecía un cáncer de mama con metástasis. Me comunicó que sus padres habían muerto de cáncer en los últimos cinco años y que ella los había cuidado durante la enfermedad.

Carol tenía tres hijos adolescentes y una hija de dos años que no había proyectado tener y que se había presentado justamente después de otro embarazo que había culminado con un niño que había nacido muerto. Carol jamás había hablado de sus sentimientos —ni siquiera los había reconocido— en relación con el bebé que había perdido ni de la niña que ahora tenía. Tampoco se había permitido expresar sus sentimientos durante la enfermedad y la muerte de sus padres.

Además de atender a su familia, Carol trabajaba en un turno nocturno en una empresa local de electrónica con el fin de aumentar los ingresos familiares. Su matrimonio era tenso; ella asumía todas las responsabilidades de la casa y rara vez permitía que nadie le ayudara.

Mientras hablábamos sobre su vida y su enfermedad, Carol reconoció que la muerte era la única salida que encontraba para sus dificultades. Expresó claramente que deseaba ayuda para su familia, pero tenía poca esperanza o deseo de realizar los cambios que fueran necesarios para aclarar sus problemas y transformar su vida.

Trabajé con Carol y su familia para ayudarles a afrontar la enfermedad y aprender a hablar, compartir y ayudarse mutuamente en esta penosa experiencia. La transformación de Carol se produjo un año más tarde con su muerte. La transformación de su familia se realizó mientras compartían la enfermedad y la muer-

te de Carol, etapa en la que aprendieron a expresar el amor que sentían por ella y por cada uno de los miembros de la familia.

LA HISTORIA DE BEA

La historia de Bea tiene un final diferente. Bea desarrolló un cáncer cuando tenía poco más de treinta años. Su reacción fue luchar por su vida con todos sus recursos. En el proceso se vio obligada a enfrentarse a sí misma, incluyendo la parte de ella que quería morir. Decidió emprender grandes cambios y tomó la decisión de divorciarse tras quince años de relación. Tenía cuatro hijos.

Bea buscaba su alma y afrontaba la forma en que había ignorado sus necesidades, sus talentos y su creatividad, los sentimientos que le despertaba su matrimonio y la ira que sentía contra su exigente y a veces poco sensible marido. Fue entonces cuando aprendió lo que debía hacer y tuvo el coraje de realizar los cambios que tanto necesitaba. Tuvo la valentía de afrontar una vida sin su pareja, con sus cuatro niños y el cáncer. Bea decidió vivir de acuerdo con sus necesidades.

Ahora, quince años más tarde, es una mujer sana y feliz. Vive en otra ciudad, se ha casado otra vez y disfruta escribiendo, ilustrando y publicando libros para jóvenes. Sus propios hijos son felices y tienen éxito.

La enfermedad nos indica que hemos saboteado nuestra vida de alguna forma y necesitamos transformación y limpieza. La transformación puede manifestarse a través de la decisión de vivir o de morir. Esa opción solo puede realizarla la persona que está enferma.

Maggie Creighton, directora del Centro de Información y Ayuda para el Cáncer de Palo Alto de California, comunica a los enfermos de cáncer: «Tengo dos manos. Con una puedo ayudarlo a vivir y con la otra puedo ayudarlo a morir. La elección es suya y, cualquiera sea, la aceptaré y la respetaré».

Esto es el amor incondicional. Te quiero y trabajo contigo para ayudarte a elegir el resultado final de lo que podemos hacer juntos. Respeto los límites que nos definen como individuos. Y aunque mi propio deseo sea que tú elijas vivir, entiendo que se trata de tu elección y no de la mía. De cualquier modo, te quiero.

CAPÍTULO XIV

Pensamiento centrado

EDUCARSE A SÍ MISMO satisfactoriamente requiere una consciencia de amor incondicional y una mente clara que también está centrada en el amor. Con su mente y a través de sus pensamientos, usted dirige su energía y su vida. Momento a momento usted escoge sus pensamientos, que pueden ser afectuosos, positivos, afirmativos y alentadores, o temerosos, negativos, desalentadores, saboteadores y críticos. Los pensamientos a los que usted da energía dependen de las partes o modelos energéticos que elija para abarcarlos.

El pensamiento negativo es el deleite del Saboteador; una enfermedad que puede consumirlo tan destructivamente como un cáncer. Dirige la energía mediante modelos negativos, genera emociones dolorosas y conduce a un comportamiento destructivo que daña el cuerpo físico.

Educarse a sí mismo para conseguir el éxito significa tomar consciencia de los modelos de pensamiento que generan las diversas partes que lo componen. A través del conocimiento consciente, usted produce opciones que antes no podía emplear. Esto le permite elegir los pensamientos afectuosos y positivos y rechazar los temerosos y negativos.

Usted puede imprimir una nueva dirección a su vida eligiendo sus pensamientos y trabajando con afirmaciones que indiquen que lo que desea crear para sí mismo ya es una realidad. Las afirmaciones son pensamientos que se expresan como la voluntad o intención de dirigir su vida y canalizar sus energías de un modo amable y positivo. Las afirmaciones se manifiestan del mismo modo que se programa un ordenador. Al utilizar afirmaciones para programar positivamente su mente, usted reclama el poder que tiene para crear su propia realidad y conseguir la felicidad y el éxito.

Acaso no haya advertido aún el poder de sus afirmaciones negativas. Es posible que a veces se escuche afirmar: «Nunca lo lograré», «No puedo adelgazar por más que lo intento», «Él jamás dejará de beber», «Los domingos me deprimo», «Jamás podré ganar tanto dinero». En general, no solemos relacionar nuestras predicciones negativas con los resultados negativos que obtendremos.

Cuando comencé a trabajar con las afirmaciones, tomé por primera vez consciencia de la gran cantidad de pensamientos negativos que había estado alimentando. Todos ellos han tenido un gran impacto en mi vida.

Cuando era una niña, me dijeron: «No des rienda suelta a tus esperanzas porque te sentirás decepcionada». «Desea lo mejor pero espera lo peor», fue otro de los mensajes que solía escuchar. Aprendí a tener miedo de decepcionarme. Si planeaba una actividad en el campo, sabía que llovería. Si organizaba un viaje, esperaba que algo me impidiera hacerlo. Los motivos para preocuparme y mostrarme negativa eran interminables, y cuando se materializaba una de mis predicciones negativas, jamás se me ocurrió pensar que mis pensamientos tenían el poder de crear esa situación. Ahora me doy cuenta de que hubiera actuado mejor deteniendo a mi Saboteador Interno y curándome de mi enfermedad de pensar negativamente que estaba destruyendo mi vida.

Establecer límites es tan esencial a nivel mental de la consciencia como lo es a nivel físico y emocional. Cuando me opongo a un pensamiento negativo y lo reemplazo de inmediato por otro positivo, vuelvo a centrar mi mente y a reclamar mi fuerza, mi poder y mi responsabilidad por mis pensamientos y mi vida.

Reclamar ese poder y esa responsabilidad es madurar, darse cuenta de lo que usted puede hacer y ser todo aquello que está usted deseando. En este sentido, crecer significa reconocer y liberar las partes de usted mismo que se sienten víctimas impotentes y los pensamientos críticos y negativos que lo transforman en un cautivo, en una víctima de su propio Saboteador y de sus procesos mentales negativos inconscientes. Crecer de esta forma quiere decir aceptar que a través de sus creencias y sus pensamientos usted crea su propia realidad.

Las escuelas de sabiduría mística enseñan que hay muchos planos o niveles de vibración en el universo. Los niveles vibracionales superiores de la manifestación corresponden a lo divino. El nivel inferior es la dimensión física en la que existimos. Este es el nivel que percibimos a través de nuestros cinco sentidos. El plano siguiente al físico es el emocional; el tercer plano es el mental y el cuarto el de la intuición. Este último vincula los niveles vibracionales inferiores de la manifestación con las dimensiones espirituales superiores de la consciencia.

La dimensión física es el plano de los efectos; dichos efectos reflejan las causas o la dirección de los niveles vibracionales superiores. La dimensión emocional crea efectos en la dimensión física, la dimensión mental dirige ambas dimensiones, la física y la emocional. El nivel de la intuición relaciona al hombre con Dios y es la dimensión de la sabiduría, de la guía espiritual, de la comprensión consciente y del amor incondicional. En nuestra vida en la forma física abarcamos estos cuatro niveles de manifestación. En tanto seamos capaces de ver cómo nos afectan estos niveles vibracionales, podemos conseguir una mayor dirección y guía de los reinos superiores de la consciencia.

Durante mi juventud padecí muchos problemas físicos. En aquella época yo era completamente inconsciente del poder que los niveles emocional y mental tenían en mi vida. Yo existía en el plano físico y sabía que el nivel espiritual era de una enorme importancia para mí, pero no tenía consciencia de la conexión entre mi realidad física y Dios. Ignoraba de qué forma el amor de Dios podía sanar mi vida. No tenía idea de cómo el amor de Dios podía filtrarse a través de las dimensiones superiores de mi consciencia para introducirse en mis pensamientos, en mis emociones y en mi cuerpo.

Cuando aprendí a meditar, experimenté una dimensión de la consciencia y una paz que no había conocido hasta ese momento. Me di cuenta de que no tenía importancia que las circunstancias fueran difíciles, pues siempre que pudiera meditar encontraría una fuerza renovada para seguir adelante con mi vida. Mientras aprendía a serenar mi cuerpo, mis emociones y mi mente y a conectarme con los niveles superiores de la consciencia, comencé a experimentar la conexión entre mi realidad física y el amor de Dios.

Desde entonces siempre encuentro fuentes de paz y guía para mi vida que están en constante expansión. Paso a paso he aprendido que los niveles físico, espiritual, mental y emocional del ser conectan mi vida con el amor y la guía de Dios.

Usted puede sanar su mente mediante la meditación y el amor incondicional. El amor dirige su vida cuando usted infunde sus procesos mentales con la energía del corazón. Usted impone la intención que tiene respecto de su vida a través de sus pensamientos. Ellos se reflejan y se manifiestan en su vida por medio de sus emociones y su cuerpo. Al transformar su pensamiento mediante la energía del amor, usted transforma su vida.

Las afirmaciones son una herramienta esencial en este proceso de transformación. Existen muchos libros maravillosos sobre el poder de la afirmación. He citado a mis favoritos al final de este capítulo, pero estoy segura de que aún me quedan muchos por descubrir. Los libros de Catherine Ponder ofrecen innumerables ejemplos de personas que han sanado sus vidas gracias a las afirmaciones. Leo una y otra vez estos libros para fortalecer mi programación mental.

También he aprendido a trabajar con las afirmaciones según mis propios métodos. Al principio simplemente pensaba una afirmación. Luego aprendí que una afirmación es mucho más poderosa cuando se pronuncia en voz alta y además se escribe.

Una noche, durante una sesión de grupo solicité, a cada participante que meditara y buscara una afirmación con la que trabajar la semana siguiente. Posteriormente compartimos las afirmaciones que cada uno de nosotros había escuchado. La mía era: «Me siento bendecida, curada, y mi vida es próspera en todos los aspectos».

Antes de irme a dormir aquella noche, escribí esa afirmación varias veces (10 ó 15 suele ser un número efectivo) y también la pronuncié en voz alta un cierto número de veces. Durante la noche me desperté un momento y escuché: «Es hora de dejar el café». De inmediato seguí durmiendo, pero cuando me desperté a la mañana siguiente dejé de consumir cafeína. Aunque los cinco o seis días que sucedieron al cambio fueron muy incómodos, pues mi cuerpo se estaba desintoxicando, el esfuerzo valió la pena. Ahora, un año y medio más tarde, me encuentro tranquila, relajada y mucho más serena de lo que puedo recordar antes de ese cambio.

Estoy segura de que mi trabajo con la afirmación favoreció esta sanación en mi vida. Estoy convencida de que el poder de mi mente repitiendo esa afirmación me otorgó la fuerza necesaria para mantener mi decisión de no consumir cafeína a pesar de los difíciles días iniciales.

La clave es pronunciar una afirmación en voz alta y hacerlo con tres pronombres personales diferentes (yo, Martha, soy digna de amor, tengo éxito y prosperidad. Tú, Martha, eres digna de amor, tienes éxito y prosperidad. Ella, Martha, es digna de amor, tiene éxito y prosperidad). Quizá usted desee escribirlo un número de veces cada día y repetirlo siempre que un pensamiento negativo o contradictorio llegue a su consciencia.

Mientras trabaje con sus afirmaciones, no se ocupe de los resultados. No intente forzar ni controlar su proceso. Comprométase a seguir los pasos que emergen de su consciencia como si fueran una guía de las dimensiones superiores de su consciencia. Cuando trabaje con perseverancia en esta dirección, su vida se enriquecerá de un modo sorprendente.

Paradójicamente, los pensamientos amorosos y positivos ayudan a que el miedo y la negatividad que han estado enterrados en lo más profundo salgan a la superficie. Cuando utilice afirmaciones, todos los modelos de pensamientos negativos que lo atemorizan emergerán en su consciencia. Es este uno de los fenómenos más interesantes asociados con el proceso de afirmación. Sondra Ray sugiere, en su libro *I Deserve Love* (Me merezco el amor), un ejercicio que es muy útil cuando se trabaja con los pensamientos negativos.

Tome un lápiz y un papel y divida la página en dos columnas. En la de la izquierda escriba una afirmación para usted. Continúe escribiendo la misma afirmación y preste atención a cualquier pensamiento negativo que salga a la superficie. Apunte esos pensamientos negativos en la columna de la derecha. Continúe el proceso mientras sigan apareciendo pensamientos negativos. Luego escriba su afirmación todas las veces que sea necesario hasta agotar sus miedos.

A continuación expongo un ejemplo de una afirmación con la que yo misma trabajé. Obsérvese que hacia el final del proceso comienza a tomar forma una resolución. Desde que hice este ejercicio no he tenido ninguna dificultad para continuar la afirmación sin que se presentara ninguna interferencia negativa.

AFIRMACIÓN	PENSAMIENTOS NEGATIVOS
Soy digna de amor.	
Soy digna de amor.	No soy digna de amor.
Soy digna de amor.	Nadie me quiere de verdad.
Soy digna de amor.	La gente solo me apreciaría si les ayudara, si me necesitaran.
Soy digna de amor.	Si realmente me conocieran, no me amarían.
Soy digna de amor.	No te hagas ilusiones.
Soy digna de amor.	Tengo que trabajar mucho para conseguir amor.
Soy digna de amor.	¿Por qué yo no?
Soy digna de amor.	Quizá sea posible.
Soy digna de amor.	Dios me ama.
Soy digna de amor.	¡Sí!
Soy digna de amor.	
Soy digna de amor.	

Estas son algunas de mis afirmaciones favoritas que he reunido de mis maestros —los libros sobre afirmaciones que les recomiendo al final de este capítulo— y que he creado para mí.

Me merezco el amor.
Soy amor.

Soy digna de amor.

Nunca pierdo nada que sea bueno para mí.

Decir la verdad siempre es un acto sanador.

Creo un ambiente hermoso a mi alrededor.

Escucho mis propias necesidades y deseos y me respondo con generosidad.

Hablo conmigo misma de un modo afectuoso y gentil.

Agradezco todas las bendiciones que experimento hoy.

Me aprecio y me aliento con frecuencia.

Me siento bendecida, curada y próspera en todas las áreas de mi vida.

Atraigo amigos muy entrañables.

Doy amor con toda libertad y estoy abierta para recibirlo de cualquier parte del universo.

Ahora estoy dispuesta a recibir amor, ayuda y dinero de cualquier parte del universo.

Te amo. Te bendigo. Te libero. Que nuestro amor nos permita transformarnos en todo aquello para lo que hemos sido creados.

Confío en mí misma y me siento fuerte.

Doy gracias por mi perfecta salud y bienestar.

Todos los alimentos que consumo nutren mi cuerpo que los asimila perfectamente sin aumentar de peso.

Agradezco por haber cumplido los objetivos que me había propuesto para el día de hoy.

Amo mi vida y cada día que vivo.

Saludo lo divino en toda persona que conozco.

Estos son unos libros excelentes que se ocupan del proceso de la afirmación.

I Deserve Love (Me merezco el amor), de Sondra Ray, publicado en 1976 por Les Femmes, Millbrae, California.

The Dynamic Laws of Healing (Las leyes dinámicas de la sanación), de Catherine Ponder, publicado en 1966 por De Vorss & Co., P.O. Box 550, Marina del Rey, California 90291

The Prospering Power of Love (El próspero poder del amor), de Catherine Ponder, publicado en 1966 por De Vorss & Co., P.O. Box 550, Marina del Rey, California 90291

Rebirthing in the New Age (Renacimiento en la Nueva Era), de Leonard Orr y Sondra Ray, publicado en 1977 y 1983 por Celestial Arts, Berkeley, California.

The Only Diet There Is (La única dieta que existe), de Sondra Ray, publicado en 1981 por Celestial Arts, P.O. Box 7327, Berkeley, California 94707.

Loving Relationships (Relaciones afectivas), de Sondra Ray, publicado en 1980 por Celestial Arts, Berkeley, California.

Prospering Woman (Mujer próspera), de Ruth Ross, doctora en Psicología, publicado en 1982 por Whatever Publishing, Inc., P.O. Box 137, Mill Valley, California 94941.

Open Heart Therapy (Terapia a corazón abierto), de Bob Mandel, publicado en 1984 por Celestial Arts, Berkeley, California.

LAS CINTAS SUBLIMINALES también son un maravilloso recurso para sanar su mente. Las he utilizado con gran fortuna durante los últimos dieciocho meses. Constituyen una importante herramienta para producir cambios que conducen a la sanación, porque requieren poco esfuerzo y comunican directamente con la mente inconsciente. Obviamente es esencial que estas cintas estén bien organizadas y sean cuidadosamente seleccionadas. Recomiendo la amplia selección de cintas grabadas por Midwest Research, Inc., 6515 Highland Road, Suite 203, Pontiac, Michigan 48054.

CAPÍTULO XV

Alimentos, peso y límites

A LIMENTARSE bien es un aspecto esencial para educarse satisfactoriamente a uno mismo. Pero debido a nuestra cultura carecemos de una adecuada capacidad para nutrirnos de una manera sana en lo que a la alimentación se refiere. El Saboteador Interno se aprovecha de nuestros miedos relacionados con la comida, con las emociones y con nuestro cuerpo físico; explota nuestras ideas negativas profundamente arraigadas sobre los alimentos, los sentimientos y la belleza. Muchas de esas ideas se basan en una falta de información o en una información equivocada. No conseguimos advertir que al adherirnos a dichas ideas creamos los resultados predecibles que tanto tememos.

La nuestra es una sociedad pendiente de la gordura en la que las personas gastan cada año millones de dólares en sus intentos por perder peso o controlarlo. Es evidente que algo va mal cuando tanta gente lucha con su cuerpo de este modo.

Creemos que los alimentos pueden hacer mucho más por nosotros de lo que se pretende. Las madres alimentan a niños llorosos antes de realizar ningún esfuerzo por consolarlos de alguna otra forma. Un niño llora, y rápidamente le ponen algo en la boca. Su madre teme las emociones, le asusta el hecho de reconfortarlo con su cuerpo, con su calor emocional y su serenidad. Es probable que ella misma esté disgustada. Ha aprendido a comer cuando la asustan las emociones y enseña a su hijo a hacer lo mismo.

Cuando se agrega la dimensión emocional al papel que representan los alimentos en nuestra vida, la comida se convierte en algo más que nutrición para el cuerpo. La relación entre el hambre física, y el comer resulta confusa, ya que el hambre emocional se torna también en una señal para comer.

No conseguimos limitar los alimentos a la función específica que tienen en nuestra vida cuando agregamos el factor emocional. De este modo creamos una trampa para nosotros mismos. El acto de comer se transforma en una distracción temporaria de la experiencia emocional. Realmente no satisface las necesidades emocionales, pero nos aparta provisoriamente de los sentimientos que nos resultan incómodos. Podemos comer una y otra vez en un costoso intento por evitar los sentimientos que tememos. Sería mucho mejor que liberáramos ese miedo y lloráramos intensamente para limpiarnos, expresáramos nuestra ira de un modo saludable o nos permitiéramos disfrutar de un genuino placer.

Afrontar los sentimientos y luego expresarlos nos ayuda a desembarazarnos de situaciones que ya han sucedido. Si lo hacemos ya, no tendremos nada que evitar; no necesitaremos distracciones como la comida, el alcohol, las drogas o el trabajo compulsivo para mantenernos apartados de la dimensión emocional de nuestra vida.

Cuando utilizamos los alimentos para calmar nuestras emociones, nos olvidamos que la comida y una alimentación sana son dos factores esenciales para la salud y el bienestar. Educarse satisfactoriamente a sí mismo incluye que usted se alimente correcta y cuidadosamente. Comer está bien. Comer es necesario. No hay ninguna necesidad de librar una constante batalla interna con la comida.

El Saboteador se deleita generando culpa en relación con la comida. Su estrategia es criticar la forma en la que las personas se alimentan independientemente de cómo lo hagan. Sus críticas persistentes generan una respuesta rebelde.

¿Ha tenido alguna vez un diálogo interno como el que exponemos a continuación mientras se encontraba en una cafetería mirando lo que iba a comer?

El Saboteador: No puedes comer nada dulce. Estás a dieta. Tienes un aspecto horrible. Tienes que dejar de una vez de parecer un cerdo.

El Rebelde: Estoy harto de toda esta presión. Voy a tomar este trozo de tarta. No puedes intentar que sea perfecto. ¡Te odio!

Inevitablemente, tarde o temprano gana el rebelde. El resultado neto es que el Saboteador se las arregla para deshacer lo que hubiera sido un compromiso sano de dejar de tomar azúcar. Obsérvese que la primer jugada del Saboteador es hacer un comentario que aparentemente apoya ese compromiso. Pero tan pronto como consigue llamar su atención, sus palabras se transforman en una crítica negativa calculada para provocar al niño rebelde.

Resulta esencial reconocer al Saboteador en ese momento para oponerse a él y educarse a sí mismo con éxito.

Pero volvamos a la cafetería.

El Saboteador: No puedes tomar nada que tenga azúcar. Estás a dieta. Es cierto que nunca has sido muy riguroso con las dietas y eso es evidente. Mira que cara más gorda tienes. ¡Cómo puedes esperar gustarle a alguien si pareces un cerdo!

El conocimiento consciente: Ese es el Saboteador, criticando y predicando.

El Padre Educador Interno: No tengo por qué escucharlo. Yo mismo me he planteado el objetivo de no tomar azúcar. Me encuentro mejor cuando mantengo mi compromiso. La tarta no merece la pena el precio que pagaré por ella. Si tengo realmente hambre, tomaré una manzana de postre.

El Niño interno (relajado): Me encuentro bien y me siento amado cuando se calla esa voz mezquina. No quiero realmente tomar la tarta. Con una manzana me bastará. Veré cómo me siento después de almorzar.

Obsérvese qué simple resulta decir que no en cuanto se descubre que el Saboteador ha entrado en acción. El resultado final es que la persona en cuestión se relaja y se reafirma. La armonía impera sobre la confusión y el desacuerdo. El Niño Interior comienza a confiar en que el Padre Interno Nutriente cuidará de él con esmero, y en ese entorno amoroso se siente sano y seguro. El niño se siente satisfecho de que su Padre Interno haya reconocido su hambre y lo haya alimentado de un modo sano.

Comer en exceso y ganar peso son dos de las formas que el Saboteador utiliza para conseguir que sigamos siendo niños desamparados y rebeldes. Se trata de una poderosa estrategia que pone en marcha con el propósito de ocultar su sexualidad, su atractivo y su poder personal ante sí mismo y a los demás. Inconscientemente usted puede ocultar su atractivo y su poder para proteger a sus padres, a usted mismo y a otros miembros de su familia del miedo que les produce que usted crezca y los abandone.

En algunas familias la obesidad es la norma. El mito familiar es que las personas gordas son más simpáticas, más divertidas y más nobles. La consecuencia es que una persona delgada no sería bienvenida ni aceptada en esta familia. La forma de pertenecer a esta familia es ser gordo.

Estos modelos están marcados por potentes espirales de pensamientos e ideas temerosas y negativas. Abundan las frases negativas. «No puedo adelgazar; he intentado todas las dietas que conozco y ninguna ha funcionado; me siento impotente; ¿qué puedo hacer? Independientemente de lo que coma, parecería que engordo por el solo hecho de mirar la comida.» El peso es una obsesión, y el pensamiento negativo condena a su creador a una prisión de gordura que no se siente capaz de eliminar.

Cuantas veces habrá escuchado decir al Saboteador: «No deberías comer eso; irá directamente a tus caderas. Terminarás por engordar cada vez más». Entonces el niño rebelde replica: «No puedo evitarlo. Está tan delicioso, y yo estoy tan tenso en este momento. Ya tendré tiempo de ponerme a dieta». Observe lo que se pone en movimiento si usted no es capaz de reconocer al Saboteador y detenerlo. Estas poderosas afirmaciones son tan eficaces que es fácil olvidar la forma en que usted favorece que el saboteador imagine y cree esos kilos de más.

Educarse a sí mismo satisfactoriamente significa reclamar el poder que usted tiene para detener al Saboteador y lograr una buena salud y un peso corporal equilibrado. Céntrese en la energía del amor y repita ciertas afirmaciones constructivas. «Mi cuerpo está alcanzando mi peso ideal.» «Agradezco que ahora he llegado a pesar 56 kilos.» «Me he liberado de los kilos que me sobraban y también me he curado de mi tendencia de tomar alimentos poco saludables.» «Mi cuerpo asimila perfectamente los alimentos que consumo. Jamás volveré a engordar, independientemente de lo que coma.»

Estas afirmaciones pueden solucionar los problemas de peso si se practican con perseverancia y se utilizan para sustituir los pensamientos negativos del Saboteador en cuanto emergen. La clave es centrar la mente en la energía del amor, comprometiéndose a tener la talla que usted desea y reclamando su poder de detener al Saboteador y comenzar a pensar de una forma completamente nueva. Arriésguese a afirmar que ha conseguido el objetivo que se había propuesto.

Como la energía sucede al pensamiento y al compromiso, su conducta refleja sus procesos mentales y el contenido de sus pensamientos. Las afirmaciones constructivas mantienen sus pensamientos centrados en el amor y en los compromisos que tiene consigo mismo. Ellas lo programan para que usted desee los alimentos sanos y el ejercicio y para que establezca sus propios límites sin que se vea obligado a mantener luchas de poder ni una conducta contraproducente. Este tipo de afirmaciones programan una conducta positiva y constructiva.

Durante gran parte de mi vida creí que jamás sería gorda ni tendría exceso de peso. A menudo había afirmado: «Jamás ganaré peso independientemente de lo que coma». Ha habido periodos en mi vida en los cuales intenté en vano ganar peso.

Cuando rondaba los treinta años tenía una gran amiga que se preocupaba excesivamente por lo que comía. Comencé a contagiarme de su actitud temerosa en relación con los alimentos «prohibidos». Mi Saboteador encontró una nueva arma. Por primera vez en mi vida comencé a engordar y a preocuparme por lo que comía. Mi Saboteador se encargó de comunicarme que, como me estaba haciendo mayor, era susceptible de padecer lo que mi madre solía llamar «la envergadura de la mediana edad». Establecí un círculo vicioso de pensamiento que eliminó el placer que me proporcionaba la comida y la tranquilidad de comer lo que me apeteciera.

Después de varios años luchando con la comida y controlando constantemente mi peso, me di cuenta de que estaba permitiendo que mi Saboteador me programara con ideas anticuadas convenciéndome de que era inevitable que engordara mientras me hacía mayor. Cuando reconocí lo que estaba creando, aprendí a detener al Saboteador y a cambiar mi forma de pensar. Volví a adoptar mi vieja afirmación: «Jamás engordaré independientemente de lo que coma». La comida volvió a adoptar una posición razonable y centrada en mi vida y mi peso se estabilizó en el nivel que yo deseaba.

EJERCICIO

Solicite a su Conocimiento Consciente que observe cuáles son los mensajes que usted se transmite en relación con los alimentos y el acto de comer. Luego apunte las ideas y afirmaciones que ha descubierto y a continuación cambie todas las oraciones negativas por afirmaciones que enriquezcan su vida. Ahora seleccione una de ellas. Apúntela en la columna de la izquierda, una vez que haya dividido la página en dos columnas. En la columna de la derecha registre las reacciones negativas que emerjan en su consciencia mientras escribe una y otra vez su afirmación. Continúe escribiendo su afirmación hasta que ya no experimente ninguna reacción negativa frente a ella. (Véase el capítulo IV donde se expone un ejemplo de este proceso.) Repita el mismo procedimiento con otras afirmaciones. Siempre que tome consciencia de que su Saboteador está creando un pensamiento negativo y antiguo en relación con la comida, opóngase al Saboteador, libere ese pensamiento y reemplácelo con una de sus afirmaciones. Felicítese por haber tomado consciencia de los pensamientos que lo enriquecen y de haber asumido su responsabilidad.

Estos son unos excelentes recursos destinados a hacer las paces con la comida.

The Only Diet There Is (La única dieta que existe), de Sondra Ray, publicado en 1981 por Celestial Arts, P.O. Box 7327, Berkeley, California 94707.

Las cintas subliminales de Midwest Research, Inc., 6515 Highland Road, Suite 203, Pontiac, Michigan, 48054.

Cinta 1	Pérdida de peso.
Cinta 45	Mantenimiento físico a través de las imágenes mentales.
Cinta 64	Psiconeuroimunología.
Cinta 47	Cómo desarrollar una actitud ganadora.
Cinta 63	Dinámica del poder personal.
Cinta 14	¡Manos a la obra! ¡Basta de dilaciones!
Cinta 7	Cómo superar el miedo y la preocupación.
Cinta 65	Liberarse de la ansiedad.

CAPÍTULO XVI

Tiempo, dinero y límites

DEL MISMO MODO que alimentarse bien es esencial para educarse satisfactoriamente a uno mismo, también es importante organizar efectivamente su dinero y su tiempo con el fin de alcanzar el éxito. El Saboteador disfruta utilizando los miedos relacionados con la escasez para negar la posibilidad de que nuestra vida sea abundante y próspera y también alimentando las dificultades asociadas con el uso del dinero y del tiempo. Si permitimos que el Saboteador nos controle mediante pensamientos que producen temor ante una posible escasez o carencia, crearemos una lucha constante destinada a obtener el dinero y el tiempo suficiente para satisfacer nuestras necesidades. De este modo batallaremos continuamente con dichos elementos de nuestra vida y nuestros esfuerzos estarán dirigidos a superar un déficit constante.

Por otro lado, podemos oponernos a ese Saboteador que solo pretende asustarnos y percibir el mundo como si fuera una parte de un universo de abundancia. Existen en verdad sobrados recursos para satisfacer nuestras necesidades. Una actitud mental de abundancia transforma una existencia miserable y contraproducente en una rica experiencia en la que fluye el inter-cambio de los valiosos recursos que tenemos a nuestra disposición.

Un pensamiento centrado en la abundancia le asegurará una gran variedad de recursos personales, de fuerza, de creatividad y de inteligencia. Si invertimos estos recursos personales en una actividad productiva, nos situaremos en el flujo de la abundancia. Cuando estamos ofreciendo todo lo que tenemos para dar y estamos abiertos a recibir, podemos fiarnos de que nuestras necesidades serán satisfechas ya que lo que ha sido dado retorna a nosotros de otra forma.

El flujo de la abundancia abarca tanto el dar como el recibir. Debemos ofrecer para poder recibir. Y debemos estar dispuestos a recibir con el fin de cosechar los frutos de nuestros esfuerzos. Nuestro desafío es asumir la responsabilidad total de nuestros talentos, recursos, fuerza e inteligencia y utilizarlos con sabiduría para realizar nuestro propósito en la vida. Cuando somos generosos con los demás también debemos abrirnos completamente para recibir la abundancia y la prosperidad que retornan como compensación.

Cuando nos bloqueamos y nos sentimos incapaces de dar por estar fijados al pasado, negándonos a asumir la responsabilidad de nuestras capacidades o esperando que alguien más se haga cargo de nosotros, como consecuencia experimentamos que la abundancia no fluye hacia nosotros. Cuando tenemos miedo de recibir, miedo de abrirnos al flujo del amor, del apoyo y del dinero que nos llega desde el universo, también bloqueamos la posibilidad de recibir la abundancia que nos merecemos.

Encontramos la forma final del equilibrio a través de las leyes universales del dar y el recibir. Cada uno de nosotros somos una parte de la totalidad del universo. Cuando asumimos completamente nuestras responsabilidades y somos capaces de ofrecernos generosamente y al mismo tiempo estamos abiertos para recibir de los demás, nos encontramos en armonía con el flujo universal de los recursos y la abundancia. Cuando acumulamos nuestros recursos, talentos y dinero, y por lo tanto nos bloqueamos negándonos la posibilidad de dar y recibir, creamos una falta de armonía e interrumpimos el flujo universal de los recursos y la abundancia.

El diezmo bíblico de ofrecer el 10 por 100 de lo que ganamos para la fuente de nuestro enriquecimiento espiritual, reconoce ese flujo. Cuando reclamamos nuestra responsabilidad de devolver a la fuente universal de nuestra provisión una parte de lo que recibimos, ocupamos nuestro sitio en el flujo de la abundancia. Reconocemos cuán destructivo es acumular y ser codicioso. Lo que liberamos a través de lo que damos vuelve a nosotros multiplicado varias veces; de este modo somos capaces de seguir devolviendo cada vez más al bien universal mientras conseguimos más prosperidad en todos los aspectos de la vida.

Nuestro tiempo y talento son los recursos de los que disponemos para invertir en nuestra vida. Nuestra prosperidad refleja la sabiduría con que invertimos estos principios básicos que a todos nos son concedidos. Todos disfrutamos de tiempo y talento en abundancia. Madurar es reclamar esa abundancia, asumir la responsabilidad de nuestra propia vida, liberarse de creencias que nos limitan y bloquean nuestra prosperidad, y experimentar el goce de asumir nuestro lugar individual en la progresiva riqueza de la vida.

En tanto cada vez sean más los individuos que toman consciencia de la prosperidad y se mueven dentro de la abundancia de la vida, nuestras comunidades experimentarán un resurgir de la prosperidad y el desarrollo económico. Cuando una ciudad o una nación sufren una depresión económica, se encuentran atrapadas por el miedo. Ese miedo es contagioso y se difunde a través de la cultura creando nuevos problemas económicos que son cada vez más graves. Se inmoviliza la economía, la gente pierde sus puestos de trabajo, el miedo agota su creatividad, las personas luchan por cambiar su vida y algunos consiguen superar ese reto.

En un periodo de crecimiento económico, el miedo se desvanece en un ambiente de optimismo y abundancia. Un entusiasmo vital impregna el aire. Todo es posible.

Siempre que nos imaginemos que estamos a merced de la economía en su conjunto, no seremos capaces de distinguir el poder que cada uno de nosotros poseemos para generar prosperidad en nuestra propia vida independientemente de cuál sea el marco económico en que nos encontremos. Cuando somos capaces de reconocer el poder que se basa en nuestra creatividad, sabemos que podemos encontrar un camino hacia el éxito siempre que lo deseemos y a condición de que confiemos plenamente en nuestra capacidad para resolver los problemas de un modo creativo.

En tanto cada vez sean más las unidades económicas familiares e individuales que se aclaren en relación con el dinero, la prosperidad y la abundancia, el marco económico general reflejará una nueva estabilidad basada en una mayor comprensión y no en el miedo ni en un optimismo exagerado. La economía en su conjunto es la suma de todas las unidades económicas individuales que existen dentro de ella. Cuando nos educamos a nosotros mismos en relación con el dinero y la prosperidad y enseñamos a los demás lo que hemos aprendido, ayudamos a construir una base económica más estable para todo el mundo.

Como individuos, cada uno de nosotros disponemos de la clave para conseguir el éxito económico en nuestra vida. En tanto reclamamos ese poder y esa responsabilidad realizamos elecciones que beneficiarán a otras personas y a la comunidad en su conjunto. Y de este modo somos capaces de crear redes de personas con habilidades e intereses complementarios con el fin de favorecer mayores ganancias tanto para nosotros mismos como para toda la comunidad.

Solo es cuestión de reclamar nuestros amplios poderes creativos y de confiar en nosotros mismos para obedecer la ayuda que recibimos y las oportunidades que se abren ante nosotros. Solo nos limitan las restricciones de tiempo, espacio, la energía disponible, nuestros arcaicos sistemas de creencias sobre nosotros mismos y sobre la vida en general, las partes negadas y rechazadas de nosotros mismos (en especial el Saboteador) y los conflictos sin resolver de las experiencias pasadas. Mientras desciframos nuestros limitados y anticuados sistemas de creencias y trabajamos para revisarlos y modificarlos, nos abrimos para traspasar los viejos límites con el objetivo de experimentar una nueva vitalidad y alcanzar el éxito.

Centrarnos en la energía del amor y actuar según las leyes universales del dar y recibir nos proporciona una abundancia que supera nuestra comprensión. Pero cuando ignoramos los límites o nuestros propios recursos y desafiamos las leyes del universo, el caos y la confusión gobiernan nuestra vida agotando nuestros recursos y privándonos de tiempo, dinero, amor y apoyo.

Cuando aprendemos a centrarnos y a modelar nuestra vida con equilibrio definimos ciertos límites que son adecuados y necesarios para nuestra salud y bienestar. De este modo creamos un entorno que nos permite satisfacer nuestros objetivos y nuestro propósito en la vida. Cuando aceptamos los límites de la vida en esta dimensión y acatamos las leyes universales del dar y recibir, nos liberamos de la prisión de rebelión, frustración e inercia con la que nos saboteamos y que nos impide aceptar lo que hay y nos empuja a luchar por controlar lo que es ingobernable. Al aceptar y comprender nuestros límites nos abrimos para superar los obstáculos e ir más allá de ellos con el propósito de experimentar una abundancia y prosperidad ilimitadas.

EJERCICIO

Coja un lápiz y un papel. Tiene usted cinco minutos para enumerar sus diez placeres favoritos. Céntrese, relájese y deje fluir sus ideas.

Ahora marque su placer favorito. Céntrese, relájese y apunte diez formas diferentes mediante las cuales podría usted ganar dinero mientras disfruta de este placer favorito.

Si desea continuar este análisis creativo, enumere diez formas de ganar dinero a partir del resto de los placeres que ha incluido en su lista.

Una vez hecho esto, acaso desee definir algunos objetivos y apuntarlos en una lista con la que trabajará regularmente (una vez al día o al menos una vez a la semana). Tiene usted la libertad de revisar su lista de objetivos mientras avanza en el proceso, descubriendo cuál de todos ellos se adapta mejor a usted. Mientras esté trabajando con su lista, tome consciencia de que existen dos niveles de objetivos: las intenciones generales, definidas en un sentido amplio, y los pequeños pasos necesarios para moverse en dirección a sus objetivos. Quizá prefiera diferenciar en su lista de objetivos las diversas intenciones generales y los pasos que se deben dar en dirección a ellas, que se incluyen como subcategorías.

Por ejemplo:

Mis objetivos para 1986

A) Terminar este libro y escribir otro.

1. Dedicar un tiempo cada día a la escritura, preferiblemente dos horas por la mañana.

2. Compartir lo que he escrito con amigos con el fin de que me hagan comentarios sobre el texto.

3. Estudiar las ventajas de publicarlo por mí misma o bien encontrar un editor.

4. Terminar el borrador final de este manuscrito.

5. Decidir cómo publicar y distribuir este libro.

6. ¡Hacerlo!

B) Seguir desarrollando y mejorando mi programa de radio *Hablando del amor, de la vida y del sexo.*

1. Seguir trabajando para mejorar la calidad de mi voz y mi capacidad para relajarme y ser yo misma cuando estoy en el aire.

2. Desarrollar nuevas formas de dar publicidad a mi programa y aumentar la audiencia.

3. Leer con regularidad nuevos libros y artículos para seguir adelante con mi proceso de aprendizaje que me ayudará a ser más ingeniosa con los oyentes.

4. Seguir desarrollando y manteniendo una buena relación laboral con la emisora y nuestros patrocinadores.

5. Escuchar las cintas de la transmisión del programa todas las semanas para evaluar mi trabajo y aprender a ser más efectiva con las personas.

A continuación enumero algunos libros que pueden resultar interesantes:

Money is Your Friend (El dinero es su amigo), de Phil Laut, publicado por Trinity Publications, 1636 N. Curson Avenue, Hollywood, California 90046.

You Can Have It All (Puedes tenerlo todo), de Arnold M. Patent, publicado por Money Mastery Publishing, Box 336, Piermont, Nueva York 10968.

The Dynamic Laws of Prosperity (Las leyes dinámicas de la prosperidad), de Catherine Ponder, publicado por de Vorss & Co. , P. O. Box 550, Marina del Rey, California 90291.

CAPÍTULO XVII

Establecer y respetar los límites

L AS SEÑALES de carretera marcan los límites de las ciudades y las líneas divisorias de los estados que separan a cada una de las entidades gubernamentales y culturales. Podemos ver las líneas que señalan dichos límites en los mapas. Pero el mapa no es el territorio. Las líneas que marcan los límites en los mapas son meras abstracciones creadas para representar la forma en que se divide e identifica la tierra en la cual vivimos y a través de la cual nos desplazamos. Estas líneas imaginarias no existen en realidad en la tierra a menos que la frontera sea por ejemplo un río.

Existen otros tipos de límites que son más fáciles de distinguir. Un límite físico separa a un objeto, una persona o una región de otra. En presencia de un objeto, por ejemplo una mesa, es muy fácil observar con toda claridad hasta dónde llega. Sus límites son obvios.

El cuerpo físico también es una entidad separada y precisa. Resulta muy sencillo ver dónde termina el cuerpo físico de una persona y dónde comienza el cuerpo físico de otra. Sin embargo, igual que sucede con las líneas divisorias señaladas en un mapa, los límites emocionales y mentales que existen entre las personas son abstractos. Dichos límites son sutiles y se pueden confundir fácilmente debido a los complejos modos con que nos comunicamos y relacionamos con los demás.

El Análisis Transaccional representa a las personas con tres estados del ego: Padre, Adulto y Niño. Estos tres estados del ego, representados por tres círculos y dibujados como si fuera un muñeco de nieve, están rodeados por una línea que los abarca. Dicha línea representa el límite que define a un ser humano y lo diferencia de otro.

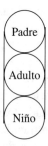

Podemos agregar el Ser Superior al diagrama que el análisis transaccional hace de una persona.

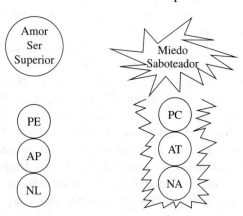

El Ser Superior está disponible para usted en todos aquellos momentos en que usted logra relajar su cuerpo físico, liberar su respiración y experimentar las dimensiones superiores de consciencia y sabiduría que habitan dentro de sí mismo.

Al incluir al Ser Superior en la representación, debemos separar la parte que corresponde al Padre Educador del estado del ego del Padre, de la parte que corresponde al Padre Crítico. También debemos distinguir la parte correspondiente al Niño Libre del estado del ego del Niño, de la parte que corresponde al Niño Adaptado. Debido a que tanto el Padre Crítico como el Niño Adaptado actúan de acuerdo con la energía del miedo, quien los dirige es el Saboteador y no el Ser Superior.

La parte correspondiente al Padre Educador (PE) del estado del ego del Padre fluye directamente desde el Ser Superior. El Padre Educador se relaciona con el Niño Libre (NL) que habita en su interior y lo anima a enriquecer su vida con goce, creatividad y espontaneidad. En presencia del Ser Superior, el estado del ego del Adulto se caracteriza por estar centrado y disponer de un pensamiento claro, por lo que resulta indispensable para dirigir su vida (AP = Adulto Positivo).

La parte que corresponde al Padre Crítico (PC) del estado del ego del Padre fluye a partir de la energía del miedo y obedece las indicaciones del Saboteador. Lo acosa con mensajes negativos, críticos y sentenciosos y se relaciona con el Niño Adaptado que usted ha creado como respuesta. Este Niño Adaptado le ayuda a sobrevivir en medio de esta energía negativa que le provoca temores. El Niño Adaptado es cuidadoso, temeroso, vergonzoso y tímido, y además adopta una actitud defensiva. En presencia del Saboteador el estado del ego del Adulto es una fuente de pensamientos confusos y negativos que lo descentran (AT = Adulto Temeroso).

Dos personas en una relación se representan como dos entidades separadas, cada una de ellas con un límite que define su espacio.

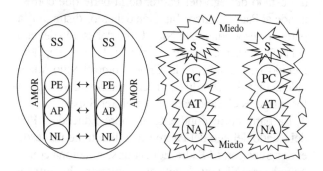

Definir los límites significa trazar líneas en nuestras relaciones con los demás para mantener la integridad de los límites emocionales, físicos y mentales que separan a una persona de otra. (Al mismo tiempo hacemos honor al nivel espiritual del ser, pues en un sentido superior todos formamos parte de un Todo infinitamente mayor.) Esto significa que decimos «no» cuando así lo deseamos, que somos sinceros y tenemos el coraje de relacionarnos con los demás de una manera abierta y afectuosa. Establecer límites nos capacita para hacernos cargo de nosotros mismos y asumir la responsabilidad total de la integridad de nuestra vida.

Dentro de los confines de nuestros límites exteriores existen otros límites que definen nuestras partes internas o subpersonalidades. El modelo del Análisis Transaccional reconoce tres de dichas partes, los tres estados del ego con sus consecuentes subdivisiones dentro del Padre, el Adulto y el Niño. Otros modelos de terapia, como la Psicosíntesis y el Diálogo en Voz Alta, reconocen muchas más partes. Independientemente de qué modelo adoptemos, los límites son esenciales para definir estas partes separadas de modo que el Ser Superior consciente y central pueda dirigir nuestra vida estableciendo límites entre nuestros diversos seres e impidiendo que alguna de las subpersonalidades llegue a gobernar nuestra vida.

Definir los límites internos y en las relaciones con los demás le ayudará a conocer claramente que usted posee el poder de guiar su propia vida y debe asumir dicha responsabilidad. Demarcar los límites le permitirá mantener relaciones sanas tanto con los demás como con usted mismo.

Usted establece los límites cuando le dice «no» a otra persona que se entromete en su espacio personal. También instaura límites cuando se opone a sí mismo para no caer en la tentación de inmiscuirse en el espacio de otra persona. El tercer escenario para definir los límites se encuentra dentro de sí mismo: cuando debe enfrentarse a una subpersonalidad que está intentando pasar por encima de usted para sabotearlo.

Aceptar la existencia y la utilidad de los límites entre las personas le otorga libertad. Implica que usted empieza a tenerse en cuenta en sus relaciones a fin de no caer en la trampa de «querer demasiado a las otras personas». Luchar contra los límites solo dará como resultado que usted se empeñe en una conducta rebelde que merma sus energías, sus recursos y su salud. Los límites simplifican la vida. El mero hecho de establecer límites favorece que las relaciones sean sanas y constructivas. Los límites definen y estructuran su vida para que usted pueda entrar en contacto con otras personas y conviva con ellas en un marco de paz y amor.

Mantener los límites le ayudará a permanecer centrado. Si se dispersa o se mueve en varias direcciones, ya sea individualmente o en sus relaciones, usted es como un líquido que no tiene ningún recipiente para contenerlo. Si no existen límites, resultará muy fácil descentrarlo. Usted no está completo. No está conectado con su ser real; está desequilibrado y desintegrado. Sin límites, usted tiene dificultad para concentrarse y realizar sus objetivos. Usted tiende a emplear su energía cuidando a los demás e intentando controlar sus vidas mientras ignora la responsabilidad que tiene sobre la suya. Al establecer límites adecuados, usted se respetará más a sí mismo, y esto le ayudará a permanecer centrado. Y también a reclamar todo lo que usted es y a considerarse como un ser humano completo. También le ayudará a no querer excesivamente a los demás.

Los límites son el camino para saber quién y qué es —o no es— usted. Los límites le ayudan a distinguir entre «Tú» y «No tú». Cuando sea capaz de establecer esta diferencia, se habrá liberado de la confusión de vivir como si usted fuera responsable de otra persona.

Un matrimonio en el que ambas partes sean capaces de vivir, respirar y actuar como individuos separados e iguales, permanecerá sano y se fortalecerá con el paso de los años. Ambas personas serán capaces de vivir y madurar en el ambiente de equilibrio que han creado juntos.

Pero si en un matrimonio, una relación, un grupo o en una transacción comercial una persona invade el espacio de su vecino relegando sus necesidades e intereses e imponiendo sus propios sentimientos y necesidades, comienza a desarrollarse un cáncer que finalmente logrará destruir esas relaciones. En este caso, las personas que han sido invadidas no han conseguido mantener la integridad de sus propios límites y responsabilidades; no han sido capaces de decir «no», de defender su propio terreno ni de luchar por preservar la integridad de sus propias necesidades, objetivos y deseos.

Esto es como un fallo del sistema inmunológico en el cuerpo físico. Sin una protección adecuada contra los gérmenes invasores o las células incontroladas, la enfermedad se desarrolla. De un modo análogo, cuando no logramos protegernos de la forma apropiada y no explotamos nuestro poder y nuestra potencia en nuestro trato con los demás, nos exponemos a que nos hagan daño o a que nos destruyan en una relación de tipo canceroso.

En una relación de estas características tanto el agresor como la parte invadida resultan dañados. Ambos desarrollan una conducta destructiva que niega los límites y envenena su relación. Ambos sufren con este proceso.

Las relaciones cancerosas se pueden curar restituyendo los límites sanos entre los individuos en cuestión. Las relaciones serán enriquecedoras y vitales si se conservan los límites.

Cuando permitimos que violen nuestros límites nos exponemos demasiado y somos muy vulnerables. Cuando amamos en exceso a los demás, las personas a las que les permitimos invadirnos actúan como un espejo que refleja nuestro propio Saboteador. Al no haber aprendido a detener la actividad destructiva en el interior de nosotros mismos, atraemos e incluimos en nuestra vida a personas que reflejan al Saboteador Interno que no conseguimos reconocer y dominar. A menudo estamos tan ciegos frente a los comportamientos destructivos de las personas que nos maltratan como ante nuestras propias conductas negativas. No conseguimos protegernos eficazmente ni tampoco somos capaces de defender nuestros propios intereses. Permitimos que ciertas fuerzas exteriores a nosotros nos avasallen. Nos sentimos víctimas, heridos, traicionados o enredados. ¿Cómo podría alguien tratarnos de este modo?

Evidentemente, la respuesta es que no hemos logrado asumir la responsabilidad de gobernar nuestra vida. No conseguimos ver a nuestro propio Saboteador ni tampoco reconocemos que le hemos permitido controlarnos. No somos capaces de decirle «no» al Saboteador que habita en nosotros y tampoco a la persona que manifiesta su desconsideración por nuestro propio bienestar. No podemos esperar que los demás se ocupen de nuestros intereses mejor que nosotros mismos. Cuando abdicamos de la responsabilidad que tenemos con nuestra propia persona y nos sentimos responsables por la vida de los demás, nos exponemos a ser víctimas.

Hay quienes se muestran especialmente vulnerables y permiten que se violen sus límites. Los adultos y los niños que han experimentado en su infancia abusos sexuales, emocionales o físicos tienen una percepción distorsionada de los límites que separan a las personas. Al haber sido violados sus cuerpos y sus emociones, aprendieron a ignorar y despreciar sus límites tal como lo hicieron quienes abusaron de ellos, invadiéndolos emocional o físicamente cuando eran niños.

Los que han sobrevivido al incesto u otros abusos deben afrontar un reto especial para aprender a reconocer, respetar y mantener límites sanos y adecuados para sí mismos en sus relaciones con los demás. También deben aprender a respetar los límites de los demás para no esperar demasiado de las otras personas.

Si no se consigue mantener unos límites adecuados, se favorece el trabajo del Saboteador. Si usted no establece límites dentro de sí mismo, puede excederse con la comida, con el alcohol, las drogas, el sexo, el trabajo, el juego, los pensamientos negativos o el dinero. Cuando no establece límites con los demás, se ve obligado a hacer lo que no desea, es incapaz de decir «no» cuando debería hacerlo, tiende a distorsionar y negar sus necesidades y a tomar decisiones que son contraproducentes para sus propios intereses. Puede usted incluso usar y abusar de los demás sin advertir que el consentimiento de dichas personas a largo plazo será muy contraproducente para esa relación. Quizá se sorprenda cuando la otra persona finalmente reaccione y dé por concluida la relación. El resultado podría ser un divorcio, la pérdida de un puesto de trabajo o de una promoción o el alejamiento de los amigos.

Conrad era un «maestro espiritual» que desafiaba a los demás a trascender sus limitaciones con el fin de experimentar una abundante riqueza y prosperidad. Aunque parte de ese mensaje era válido y útil, era evidente que las finanzas del propio Conrad no eran tan sanas como deberían haber sido si sus principios hubieran sido efectivos. En su celo por superar las limitaciones y las ideas restrictivas, Conrad ignoraba los límites entre las personas. Comenzaba sus clases siempre con retraso, los descansos eran dos veces más prolongados que lo que estaba programado y tampoco disponía del material que se había comprometido a incluir en sus seminarios y que había anunciado en sus folletos. No prestaba mucha atención a las personas que acudían a sus clases.

Como ignoraba los límites existentes entre su propia persona y los demás, no tomaba en consideración el tiempo, la experiencia ni las expectativas que dichas personas tenía en relación con él. Como consecuencia, creó una audiencia irritada y minó su capacidad como maestro. Ignorar los límites no ayuda a superar las limitaciones. La incapacidad de Conrad para aceptar unos límites razonables fue causa de las limitaciones que reveló como maestro a pesar de que era un excelente e ingenioso orador.

El común denominador de todos los tipos de modelos de autosabotaje es una violación de los límites. Educarse a sí mismo para conseguir el éxito significa aprender a establecer y mantener efectivamente los límites.

CAPÍTULO XVIII

Mantener los límites en las relaciones

R ESPETAR los límites le permite conocer y amar a las personas libre del temor de consumirlas o de ser consumido en el proceso. Las relaciones con límites sanos enriquecen su vida y lo fortalecen. Por el contrario, aquellas relaciones en las que no se han establecido los límites o en las que estos se ignoran están marcadas por el miedo, la ira, el resentimiento y la culpa.

Volvamos una vez más al modelo tradicional del Análisis Transaccional que nos ayudará a comprender la importancia de los límites en las relaciones. El Análisis Transaccional representa a una persona incorporándole tres estados del ego: Padre, Adulto y Niño. El Padre educa, protege, critica y juzga. El adulto piensa y resuelve problemas. El niño es la parte emocional, sentimental, intuitiva y creativa de una persona.

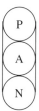

Obsérvese el límite que existe alrededor de esta persona. Es una línea que abarca los tres estados del ego.

Dos personas comprometidas en una relación se representan con un límite alrededor de cada una de ellas.

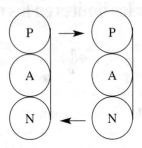

Cuando estos límites existen, cada persona ve a la otra como un ser íntegro, capaz y competente. Cada persona tiene a su disposición —y por lo tanto la capacidad de utilizar— todas las partes que la integran, y esto le permite actuar efectivamente en el mundo.

Sin embargo, lo que sucede con mayor frecuencia es que al relacionarse las personas forman lo que se denomina una simbiosis. Viven como si no fueran capaces de actuar, ni siquiera de sobrevivir, sin la presencia de la otra persona. Una simbiosis podría representarse del siguiente modo:

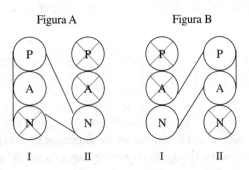

Figura A   Figura B

En la figura A, la persona I actúa como padre y adulto en relación con el Niño de la Persona II. Con el fin de lograrlo, la persona I no tiene en cuenta al niño que existe dentro de sí misma ni al padre ni al adulto de la persona II. La persona II a su vez no toma en consideración las partes correspondientes a su propio Padre y Adulto ni al Niño de la persona I. Como consecuencia, estas dos personas están actuando únicamente con la mitad de los recursos disponibles. Los límites entre ellos se han desvanecido y se comportan como si fueran una sola persona. Todo esto se debe a que han otorgado poca importancia a la integridad de cada uno de ellos y han permitido que el miedo se haga cargo de la situación disfrazada de preocupación amorosa.

En la figura B los papeles se han invertido y la persona II se comporta como el Padre y el Adulto del niño de la Persona I. En el proceso, la Persona II se olvida de sus propias necesidades y sentimientos con el fin de ocuparse de las necesidades y sentimientos de la otra persona.

Existen épocas en las relaciones amorosas en las que una tal simbiosis puede resultar adecuada y útil. Durante una crisis, una persona puede necesitar que su pareja la cuide y proteja. En otras circunstancias, estos papeles se pueden invertir.

Pero en el curso normal de la vida, la simbiosis atenta contra el desarrollo de ambas personas y debilita su relación. En los matrimonios esta inestabilidad se refleja a menudo en una relación sexual insatisfactoria o en la ausencia total de la sexualidad. Cuando se ignoran o se pierden los límites entre las personas, se empobrece el intercambio de energía y entusiasmo entre ellas. La relación se torna difícil y escabrosa y las personas en cuestión siguen unidas por la ira reprimida, el resentimiento y la culpa. Se ha bloqueado la relación libre y abierta que es indispensable para disfrutar de una comunicación y una expresión sexual sanas.

Restituir los límites entre las personas cura las relaciones. Mientras cada persona aprende a tomar en consideración todas sus partes, así como todas las partes de la otra persona, comienza a construirse el respeto por sí mismo y por el otro. Dos personas que se respetan a sí mismas resultan más interesantes y se atraen más que dos personas que tienen una relación asfixiante.

Jalil Gibrán, en *El Profeta,* describe la actitud amorosa que mantiene la independencia en una relación. «Amaos el uno al otro, pero no creéis un vínculo de amor exclusivo... dejad que existan espacios en vuestra relación... cantad, bailad juntos y gozad, pero debéis permitir que cada uno de vosotros esté solo... permaneced juntos pero no demasiado juntos.»

CAPÍTULO XIX

Mantener los límites con la pareja

C ON EL FIN DE VIVIR una relación en la que usted se sienta centrado con su pareja, es preciso respetar los límites que los definen como seres humanos separados. Cuando usted sea capaz de centrarse y aceptar totalmente los límites que lo definen, será capaz de experimentar una energía y una conexión con su pareja que trascenderá la individualidad y enriquecerá sus vidas y su relación. Al conocer su centro, usted también conoce sus límites. Cuando respeta y mantiene esos límites que lo separan de los demás, usted se siente cada vez más centrado. Centrarse y establecer los límites son acciones recíprocas y esenciales para disfrutar de un matrimonio sano.

Definir los límites con la pareja supone un particular desafío, ya que dicha acción se acopla a la tarea de amar y aceptar a la otra persona por lo que realmente es. ¿Cómo logra equilibrar sus propias necesidades y preferencias y la aceptación de un modelo de conducta o de comunicación de su pareja que puede resultarle ofensivo?

Ambos son adultos, y cada uno tiene sus propios valores y sus propias normas. Usted no puede esperar que su pareja se modifique para ajustarse al molde que ha creado para ella. Es evidente que ambos se beneficiarán cuando puedan comunicarse sinceramente a fin de encontrar soluciones que sean aceptables para ambos cuando surja algún conflicto. Una comunicación franca y abierta también les ayudará a encontrar valores compartidos que ambos pueden aceptar.

Sin embargo, aunque se logre una buena comunicación, existe una tendencia humana a obligarse mutuamente a descubrir cuáles son los límites que existen en una relación. Cada una de las partes necesita hacer saber a la otra cuándo se ha traspasado o violado un límite. Lo importante es la comunicación y no el intento de castigarse o controlarse. Cada uno de los integrantes de la relación necesita conocer cuáles son los valores que son importantes para la otra persona.

Lo ideal es que cada uno de los interesados modifique su conducta en señal de respeto por las preferencias de su pareja en aquellos casos en que dichas preferencias sean sanas y razonables. Ambos reconocerán la importancia de adaptarse a sus mutuas necesidades y preferencias a fin de nutrir la relación y permitir que se enriquezca.

Pero resulta muy fácil dejarse llevar por el miedo y permitir que controle la situación. En nombre de la autonomía, es posible que usted se niegue a tener en cuenta las necesidades y preferencias de su pareja. Quizá le asuste la idea de que su pareja llegará a controlarlo si usted atiende a sus requerimientos. Pero en realidad es el miedo y no su pareja quien lo controla. Y es usted la persona que se rinde al miedo.

El miedo también se refleja mediante una conducta crítica y sentenciosa entre ambas personas. Las críticas

y el rechazo personal envenenan la relación y establecen una terrible competencia entre ambos. Esa lucha
entre los integrantes de la relación refleja las luchas
internas individuales entre las diversas subpersonalidades. Cuando usted se cure a sí mismo aceptando
con un amor incondicional todas las partes que lo componen, usted descubrirá que es muy poco provechoso
gastar su energía en juzgar y criticar a su pareja.

Pero cuando el miedo ha asumido el control, resulta muy sencillo ignorar la responsabilidad de sus propios sentimientos, pensamientos y opciones. ¿Cuántas
veces se habrá escuchado decir: «Él me saca de mis casillas»; «Ella se aprovechó de mí»; «Ella me hace sentir fatal»; «Él hiere mis sentimientos»?

Este tipo de afirmaciones son expresiones culturalmente autorizadas y especialmente populares entre
las parejas. Resulta conveniente observar las respuestas que manifiesta usted frente a la conducta de su
pareja y que escapan a su control. Quizá haya aprendido desde la temprana infancia a creer que los demás
son responsables de sus sentimientos, pensamientos y
elecciones. En este caso usted no cree tener opción en
la forma de reaccionar frente a los demás y a la hora de
relacionarse con ellos. Sin embargo, usted constantemente toma decisiones, tenga o no tenga consciencia
del proceso y asuma o evite la responsabilidad de lo
que elige.

Si su pareja se enfada con usted, esto despertará su
propia ira. El modo en que trate usted a su ser enfadado dependerá de su nivel de consciencia y de las
opciones que ha escogido a partir de esa toma de
consciencia. Usted puede permitir que su ser enfada

do se exprese y se apodere de usted. En este caso, probablemente usted se pondrá furioso. Como su pareja también está enfadada, probablemente deberán enfrentarse a una escena difícil. Si usted toma consciencia de su enfado y decide reconocerlo y aceptar a su ser enfadado mientras mantiene a su ser superior a cargo de su conducta, es muy probable que elija no reaccionar ante la ira de su pareja. Tal vez decida simplemente no hacer nada, y de este modo permitirle procesar sus propios sentimientos evitando la confusión que surgiría si usted también expresara los suyos en ese mismo momento. Más tarde podrá usted conversar tranquilamente con su pareja sobre la respuesta que manifestó ante su comportamiento.

El miedo también puede conducirlo a ignorar evidentes violaciones de sus propias necesidades y preferencias. Si usted tiene miedo de que su pareja se enfade, le resultará mas fácil mantener una paz aparente que hablar sinceramente de sus necesidades y sentimientos. Este modelo es contraproducente para ambos. Su pareja necesita saber que usted se respeta lo suficiente como para conversar con absoluta franqueza cuando algo atenta contra sus principios. Es posible que usted decida no reaccionar frente a pequeñas irritaciones dejando que su sabiduría lo guíe para discriminar lo que es realmente importante de lo que es una mera preferencia. Pero cuando se trata de algún asunto primordial como, por ejemplo, la sinceridad entre ambos, la violencia física o emocional, el abuso de las drogas, del alcohol o del dinero, es preciso detenerse y conversar.

No es bueno para ninguno de los dos ignorar temas tan importantes. Ambos necesitan reflexionar sobre cuál es la responsabilidad que tiene cada uno en dichos problemas. Y ambos necesitan comprometerse a descubrir cuál ha sido su contribución en estos modelos tan destructivos. Si se ignoran estos temas, se propagarán como el cáncer y terminarán por destruir la relación a menos que se trabaje para conseguir una profunda sanación. Es de gran ayuda distinguir entre aquello de lo que no se puede prescindir si uno se respeta a sí mismo y aquello que representa simplemente una conducta crítica y que impone una distancia. La sinceridad, la ausencia de violencia y no abusar del dinero ni de las drogas son factores esenciales para disfrutar de una relación sana. Estos son temas básicos que determinan la fuerza sobre la que se basa la relación.

En otro nivel, con el apoyo de una relación sólida usted satisface sus necesidades personales de contacto físico, afirmación y aliento. Cuando usted realmente se quiere y se respeta, se siente libre para enriquecer a su pareja expresándole su amor mediante palabras y comportamientos afectivos, amabilidad, generosidad, atención esmerada y una intimidad sexual. Pero cuando impera el miedo a la proximidad se ponen en juego muchos modelos destinados a mantener la distancia. El juego de la imperfección, que describió Eric Berner en el libro *Games People Play* (Los juegos que juegan las personas), se juega para evitar la proximidad encontrando un defecto en la otra persona de un modo muy escrupuloso. Si usted está constantemente buscando los fallos de su pareja, echará a perder el placer de estar juntos y bloqueará los sentimientos de intimidad. El miedo a la intimidad crea innecesarias barreras entre los integrantes de una relación. Sin embargo, el miedo a la proximidad y los modelos destinados a mantener la distancia no son definitivos. Es posible aprender a modificarlos de una manera relativamente sencilla.

En un tercer nivel, usted descubre sus preferencias personales que lo hacen inclinarse por cierto tipo de casas, prendas de vestir, alimentos, entretenimientos, elegancia, relajación, compromisos espirituales y estilo de vida. Estos son vínculos importantes en su relación. Si se comparten muchos intereses y preferencias, la relación tendrá una buena base sobre la que desarrollarse.

Cuando existen problemas en el matrimonio, es muy útil identificar en qué nivel se manifiestan dichos problemas. Si la mayoría de los desacuerdos se producen a nivel de las preferencias y los gustos personales, la relación aún tiene una base sólida. Los compromisos creativos y una adaptación mutua generalmente son posibles gracias al desarrollo de una buena comunicación.

Los problemas del segundo nivel requieren que ambas partes se abran para permitir que fluya la energía del amor entre ellas. Ambas personas necesitan aprender a educarse a sí mismas no solo como individuos, sino también como integrantes de una relación. Cada uno debe estar en paz consigo mismo, advirtiendo que la calidad de la relación que comparten refleja la profundidad de su autoaceptación y autoestima. Como pareja deben aprender a dar y recibir de una forma positiva, necesitan expresar más abiertamente sus pensamientos y sentimientos y ser capaces de compartir más de sí mismos con su pareja.

Los problemas a nivel de los cimientos de la relación requieren un serio esfuerzo y merecen que ambas partes se ocupen de ellos. Reflejan que en la infancia se han experimentado malos tratos y probablemente será preciso realizar una intensa terapia personal para resolver antiguos conflictos. Es fundamental recurrir a la ayuda de un/una terapeuta o maestro/a experimentado/a.

Una buena comunicación y también la buena voluntad son esenciales para resolver los problemas en cualquiera de los tres niveles. Cuando usted advierta que una relación amorosa hace emerger en cada uno de los individuos sus conflictos y sus miedos para que se vean obligados a afrontarlos, será fácil reconocer cuán importante es que ambas partes se ocupen de resolver los conflictos que surgirán inevitablemente. Cuando en una relación comienzan a aflorar problemas, lo inteligente es buscar ayuda de un maestro o terapeuta. Cuanto antes se dé ese paso, más fácil será salvar la relación antes de que se deteriore seriamente, ahorrándose de este modo años de dolor e insatisfacción. También le ayudará a desarrollar su capacidad para cuidar la relación que se verá fortalecida y enriquecida y pagará dividendos en los años venideros.

Aprender a definir de una forma eficaz los límites con su pareja resulta útil para tomar consciencia del grado de dificultad que representa una determinada situación. Usted puede adecuarse a las diferencias relacionadas con las preferencias personales e incluso mostrarse comprensivo, como también a una expresión franca y libre del amor. En este sentido hay espacio suficiente para dar y recibir en abundancia y también para comprender.

Pero en el nivel uno se encuentra lo primordial. Aquí las cuestiones son mucho más serias. No es posible subestimar su importancia. Resulta esencial definir eficazmente los límites para que su relación se desarrolle y evolucione en una dirección saludable. Si alguno de los integrantes de la pareja opta por ignorar y desestimar estos temas esenciales, el otro puede decidir abandonar la relación. En este nivel el amor incondicional por usted mismo y por su pareja excluye tolerar la falta de sinceridad, la violencia y el abuso de las drogas o del dinero. En este nivel la única respuesta amorosa es «no», incluso aunque eso signifique que la relación no puede continuar.

Mientras usted aprende a decir «no» de una forma afectuosa y efectiva, también puede decir «sí» y favorecer una intimidad y una proximidad real en su vida. Cuando usted se sienta capaz de no mostrarse posesivo con los demás y se libere de la ilusión de poder controlarlos, podrá asumir su propia vida y hacerse cargo de lo que sí puede controlar, es decir, usted mismo. Usted es ahora libre para concentrarse en sus objetivos vitales y dejar que las otras personas asuman la responsabilidad de su propia vida. Cuando usted se libera y se abandona de este modo, se relaja con el profundo conocimiento de que lo que es suyo retornará a usted y lo que no corresponde a su vida será eliminado. Usted jamás perderá aquello que le reporta un bien superior.

Al abandonarse de este modo, reconoce que la vida incluye periodos de pérdidas, cambios y reintegración. La vida es un ciclo de cambios que refleja el paso del tiempo y las limitaciones del espacio y la distancia.

Usted se casa y se separa de sus vínculos familiares originales para establecer una relación primaria en su vida con su nueva pareja. El tiempo pasa y nace un hijo. Ahora ya no se trata solamente de una pareja. Ha nacido una familia que quizá aumente en el futuro con nuevos hijos. Su primer hijo comienza a ir al colegio. Comienza la adolescencia. Usted advierte que sus niños están creciendo. Llega el tiempo de los estudios secundarios y la graduación. Su hijo mayor se marcha de casa. Los otros crecen, se gradúan, se marchan de casa, vuelven a casa y se vuelven a marchar. Se casan y se separan de sus padres que nuevamente forman una pareja. El papel que la madre tiene en la vida ya no es esencialmente ser madre. ¿Qué hará ella con el resto de su vida? El padre debe afrontar preguntas similares en relación con su propia vida. ¿Se jubilará o emprenderá nuevos proyectos en sus años maduros? Mientras tanto, los padres de los padres se han hecho mayores y en algunos de los años siguientes la familia debe enfrentarse con la muerte. Las preguntas espirituales se tornan cada vez más importantes ya que es preciso afrontar el significado de la vida y de la muerte con el fin de que continúe el crecimiento. La muerte física es el límite final que usted encuentra en esta dimensión de tiempo y espacio.

Cada una de estas experiencias lo obliga a afrontar una gran cantidad de desafíos mientras el paso del tiempo lo confronta con la limitada duración de cada fase de la vida. Usted es constantemente desafiado a culminar una fase con el fin de ser libre para dirigirse hacia la siguiente. Debe afrontar constantemente estos límites. Tiene que despedirse de todo aquello a lo que está habituado y recibir un nuevo conjunto de retos mientras sigue adelante.

Cuando usted acepta los límites inherentes a todas las relaciones, toma consciencia que nace y muere como un individuo. Usted encuentra y toca muchas otras vidas mientras atraviesa sus experiencias vitales. Dice hola y adiós, se acerca y se aleja. Dispone de los recursos necesarios para afrontar los desafíos que la vida le presenta. Tiene usted la fuerza suficiente para afrontar dichos desafíos a solas y en una relación. Usted está completo. En una relación usted amplía sus posibilidades.

Sin embargo, en una relación sana usted sabe que su pareja no tiene la clave del significado de su vida. Esa clave solo la tiene usted. Su pareja es una bendición. Su pareja lo enriquece. Su pareja no abandona el desafío que comparte con usted para descubrir y satisfacer los propósitos de su vida.

Las relaciones son más beneficiosas cuando usted conoce su propia fuerza y sus propósitos y se hace cargo de su propio peso, respetando la fuerza y los propósitos de su pareja, permitiéndole que ella también se ocupe de su propio peso. Los bailes de salón expresan este principio maravillosamente. Con el fin de bailar bien juntos cada uno mueve su propio cuerpo. En danza, encuadre significa ofrecerle a la pareja la propia fuerza para que ella empuje a su vez y de este modo pueden moverse juntos en armonía. Cada uno de los bailarines se acopla esmeradamente al movimiento del otro mientras uno conduce y el otro lo sigue. El entusiasmo y la energía fluyen entre dos personas que bailan y que están conectadas mutuamente. La fuerza se encuentra con la fuerza y crea una armonía que es algo más que la suma de los dos individuos.

Si la danza es gozosa y bella, una persona no arrastra el cuerpo flácido de la otra por el suelo. Uno no le da un pisotón al otro. La danza respeta los límites y la integridad individual va aún más allá con el fin de crear algo más hermoso de lo que cada bailarín puede alcanzar por sí mismo.

Y luego la música deja de sonar, se acaba el baile y cada bailarín vuelve a su propio espacio. Usted ahora está solo y se siente liberado. Respira profundamente. Se relaja. Este es el ritmo de la vida. Usted es uno, luego son dos y usted vuelve a ser uno otra vez.

CAPÍTULO XX

Establecer los límites con los niños

C OMO PADRE usted desea amar incondicionalmente a sus hijos. ¿Pero cómo hacerlo estableciendo al mismo tiempo los límites adecuados para ellos y manteniéndolos en el seno de la familia con firmeza y claridad?

Desgraciadamente, muchos padres primerizos tienen poca o ninguna preparación para asumir las responsabilidades que supone criar a los hijos y se apoyan en sus propias experiencias infantiles con sus padres. La falta de una educación adecuada para esta tarea de enorme importancia en la vida, asociada a nuestra tendencia humana de repetir modelos abusivos, si eso es lo que han hecho con nosotros, da como resultado que los sistemas familiares conflictivos se repitan de una a otra generación.

Si cuando usted era un niño abusaron de usted emocional, física o sexualmente, será capaz de eliminar estos modelos destructivos en la familia que ha creado siempre que esté dispuesto a observar y analizar sinceramente lo que siente respecto de su propia infancia y a aprender a educarse satisfactoriamente a sí mismo. Solo cuando sepa realmente cómo cuidar de sí mismo será usted capaz de criar y proteger a sus hijos como de verdad desea hacerlo.

Educar a sus hijos para que cosechen éxitos quiere decir amarlos incondicionalmente y ofrecerles una estructura adecuada de responsabilidades, valores, reglas y límites. Una estructura adecuada de reglas, responsabilidades y consecuencias enseña a los niños a estructurar su propia vida, a cuidar de sí mismos en este mundo y a establecer límites para ellos mismos y para sus amigos.

Con el fin de ofrecer este tipo de estructura afectiva a los niños, los padres deben superar sus propios miedos. Los miedos que los padres sienten en relación a sus hijos pueden dividirse en dos categorías principales. Los padres temen la autonomía, la libertad y la independencia cada vez mayor de sus hijos. También tienen miedo de la ira de sus hijos y de su posible rechazo en relación con ellos.

Cuando los padres temen la autonomía y la independencia de sus hijos, a menudo reaccionan con una conducta excesivamente restrictiva, abusan de los castigos o recurren a la sobreprotección. Intentan controlar las actividades de sus hijos para mermar el miedo que les produce que ellos crezcan y sean independientes.

Una familia con la que trabajé en cierta ocasión había indicado a su hija de dieciséis años que no debía conducir su coche más allá de ciertas calles de la ciudad en la que vivían. Una madre insistía en saber exactamente dónde iba su hija adolescente y cuáles eran sus planes antes de dejarla marchar de casa. En otra familia no se permitía a la hija adolescente asistir a las fiestas con sus compañeros de clase porque la madre temía que pudiera hacer algo que ella no aprobara. Esta jovencita, que siempre ha sacado unas notas muy buenas en el colegio, ha sido lo suficientemente responsable como para hacerse cargo de su hermano menor después del colegio durante varios años y ha conseguido un buen trabajo en el que se desempeña perfectamente.

En todas estas situaciones, las restricciones impuestas por los padres no fueron muy realistas, resultaba imposible ponerlas en la práctica y promovían un comportamiento rebelde. Los padres de cada una de estas familias se quejaban de que sus hijas les mentían. Pero aquellas muchachas se encontraban en un aprieto. «No puedo decirles la verdad o no me permitirán hacer nada».

Cuando los niños cumplen dieciséis años y ya pueden disfrutar del privilegio de conducir, los padres necesitan saber que les han enseñado a comportarse de una manera responsable y constructiva. En el mejor de los casos han definido los límites apropiados, han impuesto dichos límites y han pronunciado las consecuencias que supondría su violación. A través de este proceso los niños aprenden a respetar los límites y a establecerlos por sí mismos.

Cuando los padres ven con total claridad que el objetivo de una buena educación es preparar a los niños para que sean adultos responsables e independientes, enseñan a sus hijos a convertirse en personas autosuficientes con el fin de que sean capaces de sobrevivir por sí mismos en el mundo sin el apoyo de la familia. Cuando los niños a quienes se les ha enseñado a cuidar de sí mismos llegan a la mayoría de edad, sus padres saben que pueden confiar en ellos. Se sienten tranquilos al pensar que sus hijos sabrán desenvolverse satisfactoriamente cuando se aventuren por su cuenta en el mundo.

Los jóvenes necesitan este voto de confianza de sus padres. Cuando comienzan a alejarse de la comodidad y la seguridad del hogar familiar, tienen que superar sus propios miedos. Necesitan saber que sus padres, que son tan importantes para ellos, confían en que ellos sabrán salir adelante y serán capaces de alcanzar el éxito.

Necesitan saber cómo decir «no» a lo que no forma parte de sus mejores intereses. Necesitan saber cómo manejar eficazmente el dinero. Necesitan aprender a seleccionar su ropa, ocuparse de sus armarios y hacer la colada. Necesitan saber limpiar y crear un espacio ordenado en el que vivir. Necesitan aprender a formular preguntas y a encontrar los recursos que precisan para resolver problemas. Necesitan saber conducir y hacerse cargo de un coche. La lista es interminable. Necesitan saber ser responsables de su sexualidad.

Los padres que sienten miedo tienen problemas para preparar a sus hijos para ser adultos. Algunos padres tienen su vida tan centrada en sus hijos que la perspectiva de verlos crecer es demasiado aterradora como para afrontarla y fomentarla. Acaso tienen miedo de que sus hijos solo los amen cuando los necesitan y dependen de ellos. Quizá piensen que deben controlar sus vidas porque no se atreven a confiar en lo que ellos mismos elegirían. El miedo consigue que estos padres no confíen en su propia capacidad para educar satisfactoriamente a sus hijos y luego liberarse de la tarea de ser padres y volver a centrarse en su propia vida cuando los niños se han hecho mayores.

Una conducta excesivamente permisiva, sobreprotectora o asfixiante de los padres refleja sus miedos y a la vez genera temores en los hijos. Una chica de dieciséis años me comentó lo mucho que la asustaba hacerse mayor. Intentaba olvidar sus miedos por medio del alcohol y de las drogas. Expresaba: «Ni siquiera sé hacer mi cama. Mi madre me la ha hecho todos los días de mi vida». La necesidad que tenía su madre de que dependieran de ella estaba disfrazada de esmero y solicitud y contribuía a hacer de su hija una inútil. Afortunadamente, esta jovencita estaba decidida a aprender por sí misma todo lo que necesitara saber para desenvolverse en la vida y actualmente es una persona independiente.

A menudo los niños que tienen una inteligencia excepcional tienen un mal rendimiento en la escuela porque nadie ha tenido el coraje de ponerse firme con ellos. Estos niños son muy listos a la hora de manipular a sus padres y a otras figuras de autoridad. Cuanto más impunemente se comporten sin obtener ningún castigo, más impulsados se sienten a buscar los límites con conductas cada vez más provocadoras. Cuando finalmente encuentran a alguien que está preparado para ser firme con ellos, se sienten muy aliviados. La estructura de reglas, límites y consecuencias es absolutamente necesaria para aprender a aprovechar su energía y sus propios recursos a fin de utilizar sus poderes de una forma constructiva y satisfactoria.

En otras familias, los padres de niños excepcionalmente inteligentes pueden mostrase excesivamente controladores y punitivos. Estos niños, que constituyen un fenómeno especial y utilizan su inteligencia para engañar a sus padres, encuentran un placer especial cuando consiguen saltarse las reglas.

Este modelo resulta a menudo más claro cuando se lo observa en personas mayores que son la versión adulta de estos niños inteligentes. Es posible que consigan el éxito con mucha rapidez. Luego se esfuerzan por conseguir más y más —más dinero, más poder, más éxito— hasta que sobrepasan límites como por, ejemplo, las leyes, las reglas, las realidades financieras o las necesidades de la salud física. Finalmente, pueden ser procesados por la ley, acusados de una bancarrota o también pueden desarrollar una enfermedad grave o fatal. Si hubieran encontrado al comienzo de su vida los límites oportunos, hubieran tenido mayor capacidad para utilizar el éxito y la inteligencia de un modo constructivo y creativo. Su labor como adultos es desarrollar esta capacidad por propia iniciativa.

Cuando los padres se rinden ante los caprichos de sus hijos, lo hacen por el temor de disgustarlos. Estos padres no se sienten cómodos frente a la ira y el resentimiento. Tienen miedo del rechazo y protegen a sus hijos de las consecuencias que deberían suceder a su comportamiento cuando ellos desobedecen las reglas. Intentan mantener la paz a cualquier precio. Los jóvenes educados por unos padres temerosos pueden terminar por no sentir ningún respeto por los adultos ni por sí mismos y asumir una actitud arrogante como si el mundo les debiera todo lo que ellos desean. Otros hijos criados por padres temerosos intentan ser perfectos y viven atemorizados por la posibilidad de cometer errores y desatar la ira de sus padres.

Cuando yo era una niña, mis padres establecían los límites de una manera indirecta. Su objetivo era que me quedara quieta y no les diera problemas; me enseñaron a tener miedo de disgustarlos. Yo temía su cólera y me aterrorizaba la idea de desilusionarlos. Ellos me decían que habían sacrificado todo por mí y la consecuencia era que yo tenía que compensarlos por esos sacrificios y sentirme culpable por todo aquello de lo que carecían debido a las opciones que habían elegido en la vida.

Fui capaz de tolerar este estilo manipulador de establecer límites desarrollando una subpersonalidad enérgica y severa que me impulsaba a ser perfecta en todo lo que acometía. Como estaba aterrorizada por la posibilidad de meterme en líos, hice todo lo que estaba en mis manos para asegurarme de que yo caía bien a los demás. Asumía pocos riesgos que pudieran implicar un castigo. Cuando mis padres estaban descontentos conmigo, me rechazaban y me maltrataban emocionalmente. Hice todo lo posible por evitar ser vulnerable a ellos en ese sentido.

Como adulta he aprendido a decir «no» a la parte crítica y exigente que me impulsaba a actuar y que me vi obligada a crear como reacción frente a la actitud de mis padres. Constituye un arma del Saboteador y una reliquia del pasado. Mis padres utilizaban el miedo en sus intentos por controlar mi vida y esa parte de mí que me impulsaba a actuar debido al miedo de no complacer a los demás. Mi trabajo ha sido aprender a definir los límites para mí misma de un modo amoroso y saludable y permitirme disfrutar de la vida y relajarme.

La capacidad de establecer unos límites sanos se desarrolla en un contexto de amor y no de miedo. Como padre usted se encuentra relajado y seguro de la forma en que educa a sus hijos, y preparado para tratarlos de un modo adecuado a lo largo de las diferentes etapas de su vida y desarrollo.

Los niños necesitan mucha protección, calor y consuelo físico de sus padres. Están aprendiendo a adecuarse a un entorno nuevo y extraño y se sienten más cómodos junto al viejo mundo familiar del cuerpo de la madre. Los bebés son más tranquilos cuando se los cría con calma y relajadamente y cuando han nacido en un parto apacible. Los bebés tensos y llorones reflejan la energía tensa y ansiosa de sus madres. Y acaso también hayan tenido dificultades durante su nacimiento.

Durante las primeras etapas del desarrollo, el bebé requiere muchos cuidados. Aún no es importante establecer los límites. La primera preocupación debe ser crear un vínculo sano, amoroso y centrado entre el bebé y sus padres. En el mejor de los casos, el bebé se siente seguro, percibe que está en buenas manos y sabe que todas sus necesidades serán satisfechas. Sus padres no temen dejarlo solo en la cuna después de haberlo cuidado y cuando el bebé necesita dormir otra vez. Su llanto no los alarma y el bebé aprende a aceptar la hora de dormir.

Cuando el bebé empieza a gatear, su misión es explorar el mundo. Comienza a separarse de sus padres y tiene que aprenderlo todo sobre el mundo en que habita. Aquí comienza el desafío de los límites. Los padres dicen firmemente «no» en un tono firme pero a la vez calmo, mientras sacuden sus cabezas diciendo «no» y apartan al bebé del peligro con que se ha encontrado. Si el bebé insiste en volver a acercarse al objeto prohibido, lo apartan una vez más y repiten con firmeza «no». Si el bebé aún insiste, lo confinarán en algún espacio en el que no tenga la posibilidad de volver a desobedecer.

La clave es perseverar en la calma. Esto supone un gran desafío para los padres primerizos que son jóvenes e inexpertos. Pero los padres pueden aprender a educar correctamente a sus hijos si están dispuestos a buscar ayuda en grupos de padres, libros, en sus propios padres, abuelos y amigos. Si practican con regularidad a decir que «no» y permiten que sus hijos experimenten las consecuencias que supone desobedecer o ignorar las indicaciones paternas, los niños comprenderán que pueden fiarse de lo que sus padres les dicen y entenderán que un «no» quiere decir realmente «no».

Las palizas y los azotes no resultan necesarios cuando los padres son eficientes a la hora de poner límites. Los padres que conocen y confían en el poder y la fuerza de su presencia y de sus palabras y se sienten seguros de sí mismos, no necesitan recurrir a los castigos físicos para controlar a un niño pequeño. Pueden colocar al niño en su parque, o en su habitación si es mayor, para indicarle que su desobediencia tiene como consecuencia que limiten su libertad para moverse. Si se recurre a los azotes, es esencial que los padres sean capaces de controlar sus emociones para no tener una actitud demasiado violenta con el niño. Recurrir a las palizas y perder el control refleja frustración e impotencia por parte de los padres. Y además demuestra al niño que es capaz de descentrar a sus padres. Lo hace sentirse demasiado poderoso, pero también lo asusta en gran medida. Por otra parte, también aprende a pegar cuando está enfadado o se siente frustrado.

Cuando el niño es un poco mayor y se porta mal, se le puede pedir que se vaya a un rincón. El rincón es un buen maestro para el niño, pues marca la intersección de los límites o paredes que definen el espacio en una habitación. Mantenerse quieto de cara a la pared confronta al niño con la realidad de los límites. Los padres le pedirán que se quede de pie durante un determinado periodo de tiempo mirando el rincón. Este castigo respeta la dignidad del niño, le exige que se ejercite en la autodisciplina al permanecer quieto y de pie y dura una determinada cantidad de tiempo especificada por los padres y señalizada por un temporizador con un timbre o campanilla. El tiempo se empieza a contar cuando el niño es capaz de estar de pie en el rincón sin chillar ni portarse mal, y sin ceder a la tentación de sentarse o tumbarse durante el periodo de tiempo indicado. Dos o tres minutos suelen ser suficientes para un niño pequeño. Los niños de mayor edad pueden tolerar periodos más prolongados y necesitan más tiempo para sentir el impacto y las consecuencias de su mal comportamiento.

Cuando se definen los límites a un niño de un modo eficaz, se le ofrece una adecuada interpretación del tiempo y al mismo tiempo el sentido del orden. Los niños se sienten seguros y satisfacen mejor sus necesidades cuando disponen de un horario predecible y claramente estipulado. La hora de levantarse, las horas de las comidas, la hora de la siesta y de irse a dormir deben ser invariables y predecibles. Aunque esto puede resultar difícil para aquellos padres que tienen dificultades para organizar su propia vida, será muy beneficioso para cada uno de los miembros de la familia. Cuando existe un horario adecuado que incluye cierta flexibilidad en ocasiones especiales y fines de semana, los niños aprenden a aceptar su rutina diaria y la disfrutan. Cuando la rutina no es apropiada, los niños se oponen a cualquier cambio que se les proponga y pueden lograr que las horas de las comidas y la hora de irse a la cama se conviertan en una verdadera tortura para toda la familia.

Los niños que se resisten a irse a la cama por las noches han descubierto una forma de ser más fuertes que sus padres. Este tipo de problema se puede corregir invirtiendo una semana en enseñar a los niños cuál es la hora adecuada de irse a dormir y obligarlos a acatar ese horario. Para tener éxito, los padres deben estar preparados para mantenerse firmes en su decisión y soportar la ira del niño y sus intentos por manipularlos con el fin de desobedecer el horario que ellos han establecido.

Los niños que están en edad escolar también necesitan un horario y una rutina a la que deben someterse. Necesitan tener periodos de tiempo dedicados al estudio para hacer sus tareas, límites para ver la televisión y un tiempo para jugar fuera de casa con los demás niños. Hacer cumplir los horarios para ver la televisión y para hacer las tareas escolares, requiere una gran energía y compromiso de los padres. Su firmeza y su coherencia enseña a los niños a asumir y mantener los compromisos que han asumido y a respetarse.

Los niños escolarizados también necesitan tareas y responsabilidades que sean adecuadas para ellos. Poner la mesa, recogerla y fregar, tirar la basura y hacerse cargo de recoger y limpiar su habitación son tareas que les enseñan a ocuparse de su propia vida. Los padres deben asignarle aquellas tareas que el niño sea capaz de cumplir y enseñarle a realizarlas. Por ejemplo, la basura se debe tirar cuando mandan las ordenanzas municipales. Si el niño se olvida deberá afrontar una consecuencia por no haber cumplido con su trabajo. Puede ser que no le esté permitido mirar televisión. En vez de utilizar su energía para recordarle una y otra vez la tarea que tiene asignada, los padres estipulan las consecuencias derivadas de su negligencia. Los padres que recuerdan a sus niños todo lo que deben hacer no les permiten aprender de las consecuencias que se derivan de sus actos. Estos padres están muy preocupados por no ser «malos» y por privar al niño de alguna actividad que le guste, de modo que intentan anticiparse a la necesidad de una consecuencia recordando a sus hijos lo que se espera que hagan.

Sin embargo, las consecuencias efectivas que se derivan de una mala conducta o un comportamiento irresponsable logran que el mundo del niño sea más reducido y limita su libertad. El objetivo es enseñarle que la libertad y el comportamiento responsable van juntos. Consecuencias como la de permanecer en su habitación, no ver televisión, no hablar por teléfono, no poder montar en bicicleta o castigarlo sin salir, restringe su libertad y le enseña a enfrentarse a sí mismo limitando sus posibilidades de huir de los efectos producidos por sus propias decisiones. El niño es el único responsable cuando no acata una regla o ignora una responsabilidad. Los padres no son culpables. Su labor es ser maestros fiables que imponen con coherencia y firmeza las normas que se deben cumplir en el hogar.

Ser cariñosos y firmes es una responsabilidad de los padres, forma parte de lo que significa ser padres maduros. Aquellos padres que no han madurado tienen problemas para asumir su responsabilidad y se muestran excesivamente indulgentes y reacios a exigir a sus hijos. Dichos padres necesitan centrarse en su propio crecimiento para dejar de ser ellos mismos unos niños y ser capaces de educar correctamente a sus hijos.

Cuando los niños pasan por alto las normas establecidas no son «malos», simplemente están investigando y comprobando cómo funciona su mundo y dónde están los límites. Si cuando se comportan inadecuadamente experimentan consecuencias razonables para su mala conducta, aprenden que un comportamiento responsable les ayuda a sentirse mejor consigo mismo. Si con frecuencia logran escapar sin castigo a una mala conducta, aprenderán que un mal comportamiento es un riesgo que merece la pena correr.

Si los niños logran omitir todas las tareas que les han asignado, más adelante buscarán desesperadamente los límites en el mundo que excede a la familia. Una mala conducta en el colegio refleja una necesidad de orden en casa, pero también en clase. Los adolescentes que desconocen las leyes siguen intentando encontrar esos límites. Desgraciadamente, incluso nuestras cortes a menudo ofrecen más oportunidades a los jóvenes en vez de castigarlos razonablemente con el fin de enseñarles que los límites existen y que deben respetarlos para vivir en la sociedad.

Brad tenía cuatro años cuando su padre me llamó. Steve y su mujer, Joan, estaban muy preocupados por su hijo. Era un niño extremadamente difícil, y ellos estaban desesperados y no sabían qué hacer.

Me entrevisté con Steve, Joan y Brad. Este último parecía un niño normal pero era bastante ansioso y constantemente intentaba involucrar a algunos de sus padres en su juego. Durante la entrevista, ellos no dejaron de prestar atención a lo que hacía Brad, de modo que resultaba difícil hablar con ellos estando el niño en la misma habitación.

Steve y Joan eran grandes luchadores que se esforzaban más allá de los límites del tiempo y de la energía de que disponían. No podían comprender que Brad no estuviera interesado por ser un buen chico y complacerlos del mismo modo en que ellos se esforzaban por ser unos padres ejemplares.

En vez de imponerle límites y citar las consecuencias que tendrían lugar si desobedecía las reglas, Steve y Joan se dedicaban a hablar con él. Intentaban razonar con Brad y persuadirlo de ser un buen chico. Estaban tan pendientes de él que resultaba preocupante. Observaban cada bocado de comida que él tomaba a fin de asegurarse de que se estaba alimentando bien.

Brad era un niño muy inteligente y se las había ingeniado para ser más fuerte que sus padres. Actuaba como un espejo reflejando las partes rebeldes de sus padres que ellos tanto temían. Rehusaba complacerlos tanto como ellos se empeñaban en ser buenos padres. Se negaba a comer y a ser el chico bueno que ellos tanto le rogaban que fuera. Manifestó un comportamiento extremadamente rebelde. Los padres estaban perplejos y sin saber qué hacer, y el niño sabía perfectamente como frustrarlos. Brad no era feliz en el ambiente tenso y excesivamente activo que habían creado para él y que reflejaba el alto nivel de estrés y ansiedad de sus padres.

Cuando Steve y Joan aprendieron a establecer límites razonables para sí mismos y crearon un orden más real para su familia, se sintieron más relajados y serenos. También aprendieron a ofrecer opciones a Brad que respetaban su autonomía. El niño aprendió que si cooperaba al vestirse antes de desayunar, podría tener tiempo para mirar su dibujo animado favorito antes de marcharse al preescolar. Si decidía no cooperar, perdía ese privilegio. Aprendió que podía elegir qué y cuánto comería de su plato durante la cena. Pero también aprendió que tomar luego el postre o un piscolabis dependería de que cooperara a la hora de las comidas. Si se negaba a comer, no tendría derechos de hacerlo más tarde.

Brad aprendió que «no» significaba no y que «sí» significaba sí al mismo tiempo que Steve y Joan aprendieron a desarrollar una conducta coherente con él. Brad se relajó y se convirtió en un niño más feliz. Steve y Joan fueron finalmente capaces de disfrutar de su hijo en vez de temerlo. En cuanto pudieron reconocer sus propias partes Avasalladoras y Complacientes, también tomaron consciencia de la parte Rebelde que habitaba en cada uno de ellos. Ya no fue necesario *que Brad reflejara la parte Rebelde de sus padres. Brad, Steve y Joan fueron más libres para sentirse íntegros, para relajarse y disfrutar de la vida y de su mutua compañía. Steve y Joan ya no se vieron obligados a hacer de Brad un niño perfecto ni ser ellos mismos unos padres perfectos. Ahora eran capaces de apreciarse y aceptarse sin necesidad de ser perfectos y su matrimonio resultó beneficiado. El pequeño Brad ya no tenía que estar en el medio, ser el centro de todas sus preocupaciones ni una distracción ante el desafío de conquistar la verdadera intimidad entre ellos.*

CAPÍTULO XXI

Establecimiento de límites frente a control

¿Acaso definir los límites no es lo mismo que intentar controlar a otra persona? Cuando estoy enseñando la importancia de los límites a menudo escucho esta pregunta

El miedo a establecer límites refleja el miedo al poder personal. Las personas que temen su propio poder tienden a proyectarlo o ver el poder en los demás, pero nunca en ellos mismos. Se sienten impotentes y tienen miedo que otras personas puedan controlarlos.

Ser controlado por los demás es una ilusión que nace de este modelo de no reconocer la responsabilidad y el poder personal (o de proyectarlos). Todos disponemos del libre albedrío. Elegimos todo aquello que se manifiesta en nuestras vidas. Cuando vemos con toda claridad que somos responsables de nosotros mismos, también somos conscientes de que los demás tienen el mismo poder, la misma responsabilidad y las mismas opciones para sus vidas. No controlamos a los demás más de lo que ellos nos controlan. Cuando conocemos el poder que tenemos sobre nuestras propias elecciones, también reconocemos los límites del poder que tenemos sobre los demás o del que ellos tienen sobre nosotros.

Como padres, somos responsables de ofrecer a nuestros hijos una estructura de principios morales, espirituales, emocionales y físicos para que ellos puedan asimilarla. Los jóvenes cuestionarán estos principios cuando se acerquen a la madurez, pero necesitan que sus padres les transmitan dicha estructura que ellos asimilarán con el fin de evolucionar hacia sus propios valores cuando se conviertan en adultos. Cuando ponemos límites a nuestros hijos, no es nuestra intención controlarlos, sino ayudarlos a experimentar las consecuencias de sus decisiones.

Si se le ha dicho a un adolescente que debe volver a casa a las once y media de la noche, él puede elegir someterse a esa regla familiar o desobedecerla. En el caso de que elija esta última opción también habrá escogido las consecuencias derivadas de la negativa a acatar una norma. Quizá los padres lo castiguen sin salir durante varios días. La severidad de dicho castigo dependerá de cuánto se demore en regresar a casa, si llama o no para explicar su situación, del motivo del retraso y de la conducta responsable que haya manifestado con anterioridad.

Él puede elegir con toda libertad. La regla no tiene como fin controlarlo, sino enseñarle y ofrecerle protección mientras él comienza a desplazarse con una libertad cada vez mayor por el mundo exterior.

CAPÍTULO XXII

Establecer los límites
con los padres

E STABLECER LOS LÍMITES es importante, incluso
con los padres. La forma ideal de hacerse adulto
es adquirir paulatinamente la madurez aprendiendo a
educarse a sí mismo con éxito y encontrando el propio centro, a partir del cual usted será capaz de definir los límites que lo separan de los demás. Usted
acepta su individualidad y la responsabilidad personal
por su vida. Sabe como decir «no» a sus amigos y
también a sí mismo. Otro desafío que se debe afrontar es ser capaz de decir «no» a sus padres sin sentirse culpable.

Tanto los padres como los hijos pueden añorar el
pasado y el vínculo de dependencia que existía entre
ellos cuando los hijos aún eran niños. Pero la labor
normal de educar a los jóvenes consiste en enseñarles
a que asuman la responsabilidad de sus propias vidas.
Es inevitable que durante ese proceso de maduración
existan conflictos y encontronazos entre los hijos y
los padres.

Durante muchos años mantuve una postura infantil con mis padres. Intentaba complacerlos en vez de
encontrar el coraje para asumir el riesgo de relacionar-

me con ellos sin dejar de ser yo misma. Tenía miedo de disgustarlos al hacer o decir cualquier cosa que pudiera despertar su ira, desaprobación o desacuerdo. No dudé en poner una distancia física entre mi casa y la de ellos a fin de asegurarme que tenía una vida independiente.

A los 35 años me vi obligada a afrontar el tema de separar mi vida de la de mis padres. Ambos se convirtieron en inválidos y los trasladé a la ciudad donde yo vivo para poder supervisar su cuidado. Tuve que hacer un equilibrio para poder atender sus necesidades y la angustia que sentían por su incapacidad, y mis propias necesidades y las de mi familia. Esto desde luego no fue una tarea de poca importancia. Resulta difícil pasar de una relación de hija-padres a una relación de adulto a adulto sin olvidar ni desconocer la experiencia original de padre-hija. Todavía no había llegado a asumir esa transición cuando tuve que afrontar el desafío de transformarme en la madre de mis padres que estaban ahora más desamparados que cualquier niño.

Mientras luchaba y me esforzaba por solucionar este dilema, mi hija adolescente no dejaba de establecer límites entre nosotras, insistiendo en que la respetara como una joven competente que podía desenvolverse con absoluta responsabilidad. Cierto día, después de una confrontación particularmente tensa, comprendí que ella no me estaba protegiendo del hecho evidente de que se estaba haciendo mayor. ¿Por qué yo aún intentaba proteger a mis padres de la realidad de que ya no era solamente su hija, sino que tenía una vida propia con enormes responsabilidades como adulto?

Tomando a mi hija como maestra, comencé un proceso similar separando mi vida de la de mis padres sin dejar de ocuparme de sus necesidades y sentimientos y asumiendo la responsabilidad de cuidar de ellos.

Los jóvenes aprenden a oponerse de una manera afectuosa a las demandas de sus padres cuando estas no son adecuadas. Yo debería haberlo hecho mucho antes, y con toda certeza mi vida y la relación con mis padres hubieran sido mucho más felices. Sin embargo, evité ese reto porque tenía miedo de asumir mis responsabilidades como ser adulto y también de crecer y abandonar la sensación familiar de seguridad que yo asociaba al hecho de no disgustar a mis padres. Permití que el Saboteador desestimara mis necesidades y mis sentimientos y que se hiciera cargo de mi vida.

Independizarse es un reto que los hijos ya adultos pueden evitar durante años. El Saboteador se deleita empleando la culpa y el miedo para convencerlos de que simplemente no pueden ser sinceros con sus padres. Ambas generaciones cooperan en una pretensión fútil de desafiar el paso del tiempo y las circunstancias variables de la vida. Dicho engaño resulta perjudicial para todos los que están involucrados, pues sabotea a cada uno de ellos manteniéndolos bloqueados en una etapa del desarrollo que añoran aunque ya han dejado atrás cronológicamente. Su crecimiento, desarrollo, creatividad y capacidad para enfrentarse a los desafíos que propone la vida están atrofiados.

Es un verdadero placer observar cómo mejoran los padres y cómo disfrutan de la vida cuando sus hijos adultos deciden madurar, relacionarse con ellos de una forma diferente y establecer ciertos límites en su relación. Las hijas se convierten en maestras para sus madres, los hijos representan una guía para sus padres. Todos se encuentran mejor después de la reacción inicial de rechazar el cambio que propone el joven adulto cuya conducta desafía la norma aceptada por los miembros de la familia. Inevitablemente, la familia ejerce presión sobre la persona que actúa como agente del cambio en un intento por conseguir que vuelva a asumir su papel anterior con el fin de que otros miembros de la familia no se vean también obligados a modificar algo en su vida. Si esa persona es capaz de resistir este asalto, la familia se acomodará a un nuevo equilibrio y todos los miembros madurarán en el proceso. La vida familiar será más placentera para todos cuando terminen de acomodarse a la nueva situación.

Una vez más citaré a Gibrán, que en su libro *El Profeta* expresa de una bella manera la necesidad de que exista espacio entre las generaciones. «Vuestros hijos no son vuestros hijos. Son los hijos y las hijas del vivo deseo de la Vida en sí misma. Ellos llegan a través de vosotros pero, no de vosotros, y aunque están con vosotros no os pertenecen... Podéis dar cabida a sus cuerpos, pero no a sus almas... Podéis esforzaros por ser parecidos a ellos, pero no debéis pretender que ellos se parezcan a vosotros.»

Ángela tenía 35 años y vivía con su hermana menor. Ninguna de ellas se había casado ni tenía trabajo. Ambas vivían de las rentas que generaba una herencia familiar debida a sustanciales inversiones.

Ángela era terriblemente infeliz y constantemente padecía enfermedades y depresión. Su hermana menor parecía más satisfecha, pero en realidad dependía enormemente de Ángela. Los padres de Ángela también dependían de ella. Como ellos viajaban mucho, ella tenía la obligación de ocuparse de sus propiedades y de sus negocios mientras estaban de viaje.

Cuando Ángela comenzó la terapia, necesitaba desesperadamente que la ayudaran. Físicamente se sentía fatal, también se sentía desdichada por no tener un trabajo que nunca había sido capaz de conseguir a pesar de haber tenido una excelente educación y de ser muy inteligente. El problema era que Ángela aún parecía una niña, y, a decir verdad, una niña torpe. No tenía confianza en sí misma ni se conocía bien. Los eventuales empleadores resultaban desanimados por su apariencia y por su dificultad para relacionarse con las demás personas. Sin embargo, Ángela estaba decidida a madurar, sabía que deseaba resolver todos sus problemas.

Trabajar con Ángela resultó emocionante. Ella estaba dispuesta a hacer lo que fuera para tomar las riendas de su propia vida y crear a la persona que deseaba ser.

Gradualmente fue tomando consciencia de que para su desarrollo personal era esencial separar su vida de la de su hermana y la de sus padres. En tanto siguiera invirtiendo su tiempo en atender las necesidades de sus familiares cuando ellos lo podían hacer por sí mismos, seguiría ignorando sus propias necesidades y las metas que deseaba alcanzar. Decidió que no era provechoso para ella seguir adelante con su vida actual.

Mientras hacía planes para encontrar una casa en la que viviría sola, separada de su hermana y a cierta distancia de sus padres, el resto de la familia comenzó a inquietarse. ¿Cómo podía Ángela hacer algo tan egoísta e insensato? ¿Acaso no estaba agradecida por todo lo que sus padres habían hecho por ella? ¿No se avergonzaba de su idea de mudarse tan precipitadamente? La hermana de Ángela se sentía también muy consternada. ¿Quién se ocuparía de pagar sus facturas, de hacer sus recados y limpiar su casa si Ángela se mudaba? ¡No podía dejarla con toda esa carga!

Durante esa etapa Ángela recibió mucho apoyo y comprensión de los demás componentes de su grupo terapéutico. Ellos la animaron y la apoyaron, y gracias a su ayuda fue capaz de poner límites a sus padres y a su hermana y pronunciar su declaración personal de independencia. Una vez que logró separar su vida de la de ellos, decidió estudiar una nueva carrera y abandonar la profesión que sus padres la habían animado a desempeñar. Mientras Ángela realizaba todos estos cambios, empezó a convertirse en una nueva y atractiva mujer segura de sí misma. Físicamente se encontraba muy bien. Se ocupaba de su aspecto, le gustaba mucho su nuevo hogar, estaba entusiasmada con su nueva carrera y confiaba en que podría desarrollar lo que siempre había soñado en secreto. Estaba preparada para empezar a salir con algún hombre y ansiaba crear su propia familia.

Los padres y la hermana de Ángela también se beneficiaron de su decisión. Una vez que aceptaron que la antigua relación con Ángela ya no existía, se vieron obligados a hacer cambios. La hermana de

Ángela aprendió a vivir de forma independiente y finalmente decidió aprovechar sus propios recursos para mejorar su vida. Los padres de Ángela asumieron la responsabilidad de sus negocios y se ocuparon de sus propios asuntos. También prosperaron. Gracias al ejemplo de Ángela, cada uno de ellos descubrió algo más sobre su propia fortaleza y sus recursos, y, cuando comenzaron a utilizarlo, descubrieron que eran más felices.

Previamente esta familia había vivido con la ilusión de que los hijos serían hijos para toda la vida; como si los hijos existieran para servir a los padres. Simulaban que el tiempo no transcurría y seguían relacionándose mutuamente como padres e hijos aunque estos últimos fueran ya adultos a punto de entrar en la mediana edad.

Afrontar la realidad y advertir que Ángela estaba decidida a asumir su propia vida abrió la puerta para que cada uno de los integrantes de la familia madurara. Lo mejor de todo esto es que actualmente todos disfrutan más de la vida y se aprecian y se respetan de un modo completamente novedoso. Ya no existe motivo alguno para seguir pretendiendo que la vida y las familias nunca cambian ni evolucionan.

CAPÍTULO XXIII

El arte de amar

ESTABLECER LÍMITES es practicar el arte de amar y supone una actitud esencial para lograr educarse a sí mismo satisfactoriamente. Se trata de un arte que le ayuda a crear la estructura que requieren sus relaciones para que usted sea capaz de evitar la trampa de amar demasiado a los demás y negar sus propios compromisos y responsabilidades. Definir los límites lo conduce a enfrentarse con la responsabilidad de darle sentido y calidad a su vida. Lo libera del atolladero de las relaciones mal definidas que lo consumen, drenan su energía y agotan sus recursos. Definir los límites supone crear nuevas opciones.

Las opciones otorgan flexibilidad, ofrecen oportunidades y abren la puerta hacia un modo de vida creativo y satisfactorio. Las opciones generan poder y energía vital. Lo retan a explorar, crecer y transformarse. Las opciones por las que usted se inclina son la piedra fundamental de su vida.

Las opciones suceden de forma continua, independientemente de que usted advierta o no que está realizando una elección. Las opciones son su responsabilidad, sea usted consciente de ellas o no. Sus opciones lo transforman en la persona que es. Nadie más es responsable de su vida.

En todo momento usted decide:

1. Mantenerse centrado en la energía del amor o permitir que el miedo le haga perder el equilibrio.

2. Respetar el poder y la responsabilidad de su propia vida y reclamar la totalidad de su potencial que incluye los talentos y recursos de los que dispone.

3. Crear un mundo mejor expresando sus habilidades y asumiendo acciones constructivas para resolver los problemas que se presenten, aumentar la belleza y la calidad de su vida y crear nuevas opciones.

4. Comunicar sus ideas y compartir lo que está aprendiendo a través de redes de amigos y socios comerciales, organizaciones comunitarias, las artes, la escritura, la radio y la televisión.

5. Disfrutar plenamente de cada momento y abarcar todos los objetivos que se proponga mientras se libera usted mediante una actitud positiva dirigida por las dimensiones superiores de su consciencia.

6. Cosechar la mayor cantidad de enseñanzas de las experiencias de su vida y madurar.

7. Afrontar el tema de la muerte del cuerpo físico para abarcar plenamente el goce y la responsabilidad de su propia vida.

8. Conectar con las dimensiones superiores de su consciencia con el fin de experimentar la paz y la armonía de ese espacio y aprovechar la sabiduría y la guía que están a su disposición desde los niveles más elevados de su ser.

Centrarse en la energía del amor le permite estar abierto a las opciones de creatividad, de crecimiento y de contribución con su mundo. Usted es capaz de distinguir lo que es su propia responsabilidad de lo que pertenece a otros. Ya no volverá a amar demasiado a las demás personas, es libre para disfrutar de las relaciones definidas por límites apropiados que favorecen que cada persona se beneficie de la totalidad de su propio ser dentro de un contexto de amor, aceptación, cooperación e intimidad. Mediante el acto de centrarse, usted elige que sea el amor el que dirige su vida en vez de otorgarle el poder al miedo que solo pretende sabotearlo.

Recuerde que el coraje es la otra cara del miedo. Cuando los miedos que usted siente son muy intensos, esto no es más que la evidencia de la fuerza del coraje que usted posee. Centrarse en la energía del amor transforma su perspectiva a tal punto que usted es capaz de reconocer el coraje personal que reflejan sus miedos. Después de todo, es su coraje el que le ha permitido seguir adelante todos los años de su vida a pesar de sus miedos. El amor y el coraje lo han guiado y resulta obvio que usted es más fuerte que sus miedos y su Saboteador. ¡El hecho de que usted esté vivo es una prueba de ello! Usted se está beneficiando y cada vez le resultará más fácil hacerlo en tanto se vea a sí mismo con una claridad y un amor crecientes y siempre que transforme a su Saboteador en el valiente aliado que usted se merece.

CAPÍTULO XXIV

Detener el autosabotaje

DETENER AL SABOTEADOR es un proceso continuo y constante. Cuando usted es capaz de ver con toda claridad a su Saboteador y reconocer los esfuerzos que realiza por perjudicarlo por medio de pensamientos temerosos o negativos, usted tiene la posibilidad de oponerse a él, rechazar sus sugerencias destinadas a debilitarlo y transformar dichos pensamientos en una fuerza poderosa y positiva para su vida.

Resulta muy provechoso tomar consciencia de los modelos de conducta con los cuales usted se sabotea cuando no consigue controlar al Saboteador a nivel mental. Cuando el Saboteador controla su pensamiento, alguno de los siguientes modelos pueden manifestarse en su comportamiento:

1. El autosabotaje se manifiesta cuando usted niega la responsabilidad que tiene sobre su propia vida e intenta alcanzar sus objetivos estableciendo y manteniendo relaciones simbióticas con los demás. Usted teme no disponer de los recursos necesarios para tener éxito por sus propios medios. Busca personas que lo «ayuden». Se sabotea a sí mismo intentando manipular a los demás para que cumplan sus propósitos y de este

modo eludir la responsabilidad de trabajar, de aprovecharse de sus propios recursos y de invertir el esfuerzo necesario para alcanzar sus metas. Usted quiere demasiado a los demás y rechaza la posibilidad de quererse y educarse a sí mismo.

2. El autosabotaje funciona cuando usted ignora sus propios límites y permite que lo agoten física, emocional, mental y financieramente. Usted ayuda a los demás ignorando con frecuencia sus propias necesidades e intereses. Siempre termina por convertirse en la víctima de alguien.

3. El autosabotaje se pone en marcha cuando usted niega los límites que existen en su interior y en las relaciones con los demás. Independientemente de lo positiva que pueda ser su actitud mental, la disciplina de respetar los límites entre las personas es un factor esencial para lograr el éxito. Los autosaboteadores abusan de las relaciones que mantienen con los demás y estos finalmente se enfadan y se muestran vengativos.

4. El autosabotaje sucede en aquellas personas que hablan como si fueran los maestros del pensamiento positivo y, sin embargo, no han alcanzado ningún éxito financiero ni emocional. El modelo que prima aquí es el de predecir un futuro éxito y tener la esperanza de alcanzarlo rechazando al mismo tiempo la presencia inconsciente y negativa del Saboteador Interno, los límites reales que marca el tiempo, los recursos disponibles y la ardua tarea que es necesario emprender. A menos que estos factores se tomen en consideración, ningún pensamiento por positivo que sea podrá prevenir que se desencadene un desastre final.

5. Los autosaboteadores toman decisiones financieras basándose en el éxito que tienen la esperanza de conquistar antes de que dicho éxito se convierta en realidad. En el proceso se dedican a ampliar demasiado sus negocios y se someten a una enorme presión a la espera de que ocurran milagros que les permitan afrontar sus compromisos y sus gastos desmedidos.

6. Los autosaboteadores experimentan periodos de desaliento y depresión que son un marcado contraste con los periodos de pensamiento positivo. Generalmente no se muestran dispuestos a afrontar los temas que subyacen bajo la superficie de su vida.

7. Los autosaboteadores son a menudo personas extremadamente brillantes que casi siempre han sido capaces de superar cualquier situación mediante la palabra. Cuando eran niños, tenían la habilidad de manipular a sus padres con su ágil ingenio y su facilidad de palabras. Como consecuencia, nadie fue capaz de imponerles los límites adecuados durante su desarrollo. Nunca han experimentado los límites ni sus consecuencias y actúan pretendiendo que nunca deberán enfrentarse al día del arreglo de cuentas. Cuando llega ese día, se muestran sorprendidos y enfadados. Suelen sentir que el problema fue provocado por otra persona y se defienden culpabilizando a los demás.

8. Los autosaboteadores intentan cuidar a otras personas cuyo amor desean pero que se sienten incapaces de obtener. Logran que estas personas esperen de ellos más de lo que pueden dar y luego se esfuerzan para no decepcionarlos.

9. Los autosaboteadores no consideran adecuado ganar ajustándose a las reglas. Les gusta la excitación

que producen los grandes riesgos y se involucran en situaciones que suponen una gran exigencia para ellos mismos o para los demás. Su miedo es no poder triunfar en proyectos comerciales razonables y que requieren responsabilidad; de modo que se empeñan en embarcarse en actividades que son arriesgadas y excitantes. Durante el proceso pueden obtener algunos éxitos sorprendentes, pero su parte destructiva e indigna se las arreglará para destruir finalmente lo que han conseguido.

10. Los autosaboteadores tienen graves dificultades para abandonarse y evolucionar. Se quedan fijados al pasado, a las relaciones destructivas, a ideas y estrategias que no funcionan. Tienen inconvenientes para terminar lo que han comenzado y a menudo tienen muchos proyectos sin acabar que son un engaño. Parecen estar muy ocupados pero en realidad se ocupan de pocas cosas.

Vamos a contrastar estos modelos de conducta saboteadora con modelos de comportamiento evidentes en la vida de aquellas personas que triunfan, consiguen sus objetivos y disfrutan de su vida.

1. Las personas que cosechan éxitos piensan de una forma positiva, aceptan los límites y practican una sana autodisciplina, así como también la disciplina de respetar los límites que existen entre las personas. Son capaces de obtener éxitos sustanciales, reales y duraderos que otros no logran conquistar. No abusan de sus relaciones con los demás. Establecen tratos con las otras personas y cumplen con su parte del convenio.

2. Toman decisiones financieras solventes, reconociendo la necesidad de tener en cuenta la realidad presente mientras planifican y esperan grandes éxitos futuros. Hablando en términos financieros, no van más allá de su posibilidades.

3. Mantienen una disposición equitativa que fluye a partir de una intensa conexión con las dimensiones espirituales de la consciencia. Conectan con el mundo que los rodea y son sensibles a las respuestas que reciben de las demás personas. Son experimentados comunicadores. Hacen los ajustes necesarios para modificar las circunstancias y son lo suficientemente flexibles como para responder efectivamente a los cambios de la economía y de la comunidad en la que trabajan.

4. Son capaces de beneficiarse de su brillantez e inteligencia porque han aprendido a sacar provecho de sus recursos y han logrado que trabajen a su favor.

5. No pierden dinero ni tiempo imaginando que son víctimas de las acciones o errores de otra persona. Su pensamiento es claro y son conscientes de sus elecciones en todo momento.

6. Reconocen sus propios méritos y se sienten capaces de afrontar los desafíos que la vida supone. Aceptan que las demás personas también valen para asumir la total responsabilidad de sus vidas. No intentan dramáticos rescates de terceras personas ni persiguen la dependencia emocional ni financiera. Animan a los demás para que sean autosuficientes y que triunfen en la vida.

7. Ven el valor del orden y la estructura y respetan las reglas que se imponen tanto en las relaciones

comerciales como en las afectivas. Se entregan con entusiasmo a la consecución de sus propósitos y se sienten realizados al cumplir sus objetivos. No sienten excitación alguna en saltarse las reglas e intentar vencer al sistema. Saben que el éxito requiere un compromiso personal, autodisciplina, una actividad productiva y la asunción de riesgos.

8. Debido a su respeto por los límites, son capaces de conseguir un éxito ilimitado. Al respetar y mantener los límites, logran dominar al Saboteador Interno y transformar esa energía en un poder positivo para sus vidas. Están abiertos a la experiencia de la abundancia que ofrece la vida y al placer que se deriva del empleo de sus recursos y habilidades personales para sacar pleno provecho de sus poderes.

Usted puede lograr que ocurran los milagros cuando acepte el valor y la importancia esenciales que son inherentes a sí mismo, a otras personas y al contexto en el cual usted vive y actúa. Virginia Satir afirma que esta es la posición crucial en la comunicación y en las relaciones con los demás. Los ganadores saben muy bien que todo el mundo cuenta y es importante en cualquier sistema, ya sea una familia, un negocio, un gobierno o un sistema religioso. Los perdedores se ignoran a sí mismos, a los otros e incluso al contexto dentro del cual funcionan. En todo este proceso sabotean su éxito y confirman su posición de perdedores.

El Saboteador le indica que usted no vale nada e ignora sus necesidades, sentimientos y objetivos. Tampoco toma en consideración a otras personas y espera que todos se decepcionen y se rindan. Es el agente del miedo.

Detener el autosabotaje significa enfrentar, dominar y transformar al Saboteador para liberarse de él y aceptar y honrar a la persona que usted es. Simultáneamente, usted empieza a tomar en cuenta a los demás y a relacionarse con ellos afectiva y respetuosamente. De este modo usted mantiene sus límites intactos y dice «sí» y «no» con absoluta sinceridad y sin miedo. El éxito y la prosperidad se presentan en su vida. Usted es un maestro del arte de amar.

CAPÍTULO XXV

Más allá de sus límites

UNA VEZ QUE HA APRENDIDO a valorar y mantener los límites que lo abarcan y le dan forma, definición y estructura, usted está preparado para desplazarse por los reinos del placer, el éxito y la prosperidad. Usted está dispuesto para sumergirse totalmente en la vida a sabiendas de que no se perderá ni resultará destruido en el proceso.

Cuando usted domina sus límites, se siente seguro consigo mismo, suficientemente seguro como para emprender cualquier labor en el mundo y asumir la total responsabilidad de la fuerza y los recursos de que dispone. Cuando experimenta que sus límites están intactos, son firmes y fuertes, usted reconoce haberse liberado de inconvenientes dependencias de terceras personas. Usted sabe que puede establecer y mantener relaciones sanas y productivas con los demás. Ya no se queda fijado al pasado. Es lo suficientemente fuerte como para resistir intrusiones en su espacio o en su tiempo, incluso en sus recursos e intereses por parte de personas parásitas que pretenden nutrirse y sacar provecho de los recursos vitales que le pertenecen. Usted es capaz de valerse por sí mismo, satisfacer sus propias necesidades y protegerse de una forma apropiada.

Más allá de sus límites está el universo con toda su increíble belleza, riqueza y abundancia. Apreciar esa abundancia supone disponer de un tiempo para mirar realmente las estrellas y las galaxias, nuestros océanos y la vida que habita en ellos, las hojas de los árboles, los pétalos de una flor, los copos de nieve en invierno, el césped que cubre como una alfombra su jardín. ¿Sabe usted cuántas gotas de agua se reúnen para formar un lago o cuántas células contiene el universo de un cuerpo humano?

Dentro de sus propios límites y más allá de ellos existe una increíble abundancia cuando usted se concede el privilegio de verla. Una vez que la reconozca y que se permita experimentarla plenamente, podrá beneficiarse de ella. Para hacerlo, usted debe ofrecer generosamente sus talentos y habilidades y estar abierto para recibir una abundante provisión de todo lo que necesite.

Experimentar la abundancia significa ser capaz de dar y recibir sin reservas. Uno es el complemento del otro. No hay forma de experimentar el uno sin el otro aunque usted no sea capaz de reconocer esa conexión. No hay forma de inhalar sin exhalar. No hay modo de vivir fuera del flujo universal del dar y recibir, del crear y permitir.

Cuando usted abre los ojos y reconoce quién es en realidad, advierte que es parte de la totalidad del universo. Puede usted llamarlo Dios, Bien Universal o Energía Divina, pero de cualquier modo usted forma parte de Él. Del mismo modo que cada pétalo de una flor es una parte vital de su belleza, cada ser humano es una ínfima parte en el cuerpo total del universo de Dios.

Del mismo modo que Dios crea, usted al ser parte de ese Dios también puede crear. Usted crea la realidad que experimenta. A través del poderoso instrumento de su mente, usted concibe, imagina y manifiesta todo aquello que sus pensamientos le indican que debe crear.

Si usted permite que el Saboteador llene su mente de miedo, usted crea todas las situaciones dolorosas y horrorosas que tanto teme. Si su mente está llena de amor, usted crea paz, salud, felicidad y abundancia.

No hay medias tintas. O bien planta sus pies firmemente en el miedo o se rodea de la energía del amor. Es posible que cambie rápidamente de una dimensión a la otra mientras usted elige a cada momento la realidad que experimenta.

Cuando usted elige el amor, se encuentra totalmente inmerso en su energía cálida y relajante. Cuando, por el contrario, elige el miedo que genera el autosabotaje, ese miedo vibra dentro de usted consumiendo su atención y desencadenando reacciones negativas en su cuerpo físico.

Lo importante es aprender a reconocer los momentos en los que el Saboteador lo tiene a su merced. En cuanto usted descubre lo que está sucediendo, puede oponerse al Saboteador, respirar profundamente y liberar sus miedos con cada exhalación. Además, usted puede recordarse a sí mismo que está en sus manos volver a centrarse en la energía del amor y protegerse y arraigarse en él.

Usted no es una víctima impotente de un destino dirigido por fuerzas externas. Usted es el autor de la realidad que crea.

Observe la realidad que usted ha creado para sí mismo. ¿Acaso dirige usted un drama autodestructivo y autosaboteador ignorando sus propios límites y aquellos que los separan de los demás? ¿O se siente usted seguro dentro de sus propios límites y es respetuoso con los que lo separan de las otras personas? ¿Permite usted que su creatividad y su sabiduría lo guíen hacia una intención y un propósito que aspira para su vida?

Los propósitos y las metas son esenciales para tener una vida satisfactoria. Dichos propósitos evolucionan y cambian con el paso de los años, pero son siempre necesarios para sentirse una persona valiosa y encontrar un sentido para su vida. Conocer los propios propósitos permiten sobrevivir durante las épocas difíciles y conflictivas. Su propósito puede ser grande o pequeño. El tamaño de la tarea es menos importante que la necesidad de que exista una dirección y un objetivo.

Dirigirse hacia dicho objetivo es un proceso que se alimenta constantemente a sí mismo mientras usted da un paso tras otro. Cada uno de los pasos cuenta, aunque el resultado final no sea aún muy evidente. Cada uno de esos pasos es crucial para el triunfo del objetivo mayor, incluso aunque el paso actual parezca errado o aparente ser menos efectivo de lo que usted esperaba. Cada paso es un maestro si usted está dispuesto a observarlo y reflexionar hasta descubrir qué lección entraña.

Mientras usted afronta el desafío de descubrir lo que supone emprender el camino que usted ha elegido, la paciencia será su aliada. Mientras usted profundiza en su camino y se adentra cada vez más en ese territorio, es posible que en muchos momentos sienta que se está moviendo en un vacío en el que no tiene la menor idea de lo que va a encontrar. Solo sabe que cada paso requiere su mayor fuerza y concentración mental. Usted vive al límite, abarcando plenamente su creatividad y confiando en que su sabiduría lo dirige.

El reto es liberarse de cualquier tipo de esclavitud y estar abierto a la sabiduría interior y la guía que está a su disposición cuando usted se conecta con las dimensiones superiores de su consciencia. Con sus propios límites protegiéndolo y reconfortándolo de las fuerzas externas como si de un cálido abrigo se tratara, usted está preparado para asumir la plena realización de su potencial para el amor, la felicidad, la prosperidad, el servicio, el éxito y las relaciones satisfactorias.

Cuando sus límites están intactos, usted puede ocupar el lugar que le corresponde en este mundo, realizar sus propósitos y objetivos y ser una parte sana y activa de la totalidad del universo que usted colabora a formar. Como una célula sana en un cuerpo sano, somos individuos sanos en un mundo que también será sano.

La salud y el bienestar de nuestro planeta, nuestro país, nuestro estado, nuestra ciudad y nuestra comunidad de vecinos reflejan la salud física, emocional, mental y espiritual y el bienestar de cada uno de los individuos que habitan en ellos. Al ser plenamente quienes somos como individuos separados, nos movemos más allá de nuestros límites hacia nuevos reinos de goce y creatividad en las relaciones que a su vez afectan, dan energía y curan al mundo que compartimos.

La vida es como un árbol cargado de monedas de oro. ¿Acaso tenemos miedo del árbol y evitamos ver su belleza y riqueza? ¿Elegimos caminar del otro lado de la calle por temor a acercarnos demasiado a una visión tan magnífica? ¿O nos atrevemos a abrazar el árbol, subirnos a sus ramas, sacudirlas y cosechar su producción de amor y generosidad?

Se trata de mi elección. Se trata de su elección. Y a cada momento elegimos una vez más; el juego del miedo y el autosabotaje, quedarnos fijados al pasado o madurar y vivir en el amor. ¿Cuál es su elección ahora? ¿Qué elegirá a continuación? Usted posee el poder y la opción. Luego podrá cosechar el resultado. ¡Las personas que triunfan son las que se inclinan por opciones de amor! Usted merece disfrutar de la abundancia, la prosperidad, la felicidad y la salud. ¿Reclamará lo que es suyo?

CAPÍTULO XXVI

Transformar al saboteador

MIENTRAS TERMINABA de escribir este libro el pasado enero, mi Saboteador estaba haciendo todo lo posible por retrasar mi trabajo, desanimarme y sugerir que yo estaba completamente desquiciada por pensar que podía triunfar como escritora. En mi mente escuchaba comentarios como los siguientes:

«Nadie disfrutará al leer esto. No es suficientemente bueno.»

«¿Quién crees que eres para imaginar que tienes algo que vale la pena decir?»

«Tus ejemplos no son muy interesantes. Deberías haber empleado diálogos.»

«Esto no puede compararse con tus libros preferidos. Simplemente no dispones de lo que se necesita para escribir algo interesante.»

«No trabajes ahora. Necesitas ocuparte de otra cosa.»

«Piensas que eres lista al hablar de toda esta historia del Saboteador. Yo soy mucho más listo que tú. Nunca serás capaz de engañarme. Ya ves que sigo aquí y que soy muy poderoso».

Cuando reconocí a mi Saboteador empleando su mano dura una vez más, advertí nuevamente cuán tentador me resultaba prestar atención a sus comentarios. Decidí activar a mi ser enriquecedor, reírme del Saboteador mientras observaba su persistencia y creatividad y logré terminar mi trabajo. Después de enviar el manuscrito a potenciales editores, lo puse a un lado y me liberé de él completamente.

Desde entonces he escrito regularmente una columna en un periódico y he comenzado un segundo libro. Me he sentido mucho mas cómoda conmigo misma como escritora. He continuado mi programa de radio semanal y he seguido trabajando con los principios que describo en este libro.

Cuando por fin recibí la respuesta que deseaba de un buen editor, rescaté mi manuscrito del lugar que le había adjudicado en mi escritorio y me abrí una vez más a él. Entonces lo reescribí. Ahora sé que este libro es valioso y confío en mí misma mucho más de lo que siempre había hecho. Cuando llegué a este capítulo final y leí los comentarios que había escuchado de mi Saboteador solo nueve meses atrás, me complació advertir cuán extrañas me resultaban esas palabras tan desalentadoras y negativas que me habían producido tanto temor.

Mi Saboteador ha empezado a unir sus fuerzas con las mías. Respeta la autoridad que tengo ahora sobre mi vida y sabe que todas las tonterías que utiliza para amedrentarme ya no me afectan. Es verdad que no ha desaparecido, pero debo decir que gasta mucho menos energía intentando minar mis fuerzas; como consecuencia, yo dispongo de muchas más energía y creatividad para hacer lo que realmente deseo hacer. He recorrido mucho camino para domesticar al monstruo y paulatinamente se está convirtiendo en un aliado.

Gracias por leer este libro. Me siento muy próxima a usted y he disfrutado mucho creando este libro para ofrecérselo. Buena suerte con sus desafíos. Su vida es una magnífica creación que le pertenece. ¡Anímese a ser el artista que usted es!

Bibliografía
La dimensión física

EL INDIVIDUO

Barbach, Lonnie, doctor en Psicología: *For Each Other, Sharing Sexual Intimacy.* Garden City, NY, Barbach, Lonnie, 1983.

Barbach, Lonnie Garfield: *For Yourself, the Fulfillment of Female Sexuality,* Nueva York, Barbach, Lonnie, 1976.

Gach, Michael Reed, y Carolyn Marco: *Acu-Yoga, Designed to Relieve Stress and Tension,* Tokio, Japan Publications, Inc, 1981.

Hay, Louise L: *You can Heal Your Life,* Farmingdale, NY, Coleman Publishing, 1984.

Hittleman Richard: *Richard Hittleman´s Yoga: 28-Day Exercise Plan,* Nueva York, Bantam Books, 1973.

Ponder, Catherine: *The Dynamic Laws of Healing,* Marina del Rey, CA, De Vorss & Company, 1972.

Ponder, Catherine: *The Healing Secrets of the Ages,* Marina del Rey, CA, De Vorss & Company, 1972.

Siegel, Bernie S., doctor en Medicina: *Love, Medicine & Miracles,* Nueva York, Harper & Row, 1986.

Simonton, O. Carl, doctor en Medicina; Stephanie Matthews-Simonton, y James Creighton: *Getting Well Again,* Los Ángeles, J. P. Tarcher, 1978.

FAMILIA Y RELACIONES

Cameron-Bandler, Leslie: *Solutions, Practical and Effective Antidotes for Sexual and Relationship Problems,* San Rafael, CA, FuturePace, Inc., 1985.

Lillibridge, E. Michael, doctor en Psicología: *The Love Book for Couples, Building a Healthy Relationship,* Atlanta, GA, Humanics Ltd., 1984.

McClendon, Ruth, y Leslie B. Kadis: *Chocolate Pudding and Other Approaches to Intensive Multiple-Family Therapy,* Palo Alto, CA, Science and Behavior Books, Inc., 1983.

Satir, Virginia: *Conjoint Family Therapy,* Palo Alto, CA, Science and Behaviour Books, Inc., 1967.

Satir, Virginia: *Making Contact,* Millbrae, CA, Celestial Arts, 1976.

Satir Virginia: *Peoplemaking,* Palo Alto, CA, Science and Behaviour Books, Inc., 1983.

EL MUNDO QUE COMPARTIMOS

Ferguson, Marilyn: *The Acquarian Conspiracy,* Los Ángeles, J. P. Tarcher, Inc.,1980.

Naisbitt, John: *Megatrends*, Nueva York, Warner Books, 1982.

LA DIMENSIÓN EMOCIONAL

Bass, Ellen, y Louise Thornton: *I Never Told Anyone, Writings by Women Survivors of Child Sexual Abuse,* Nueva York, Harper & Row, 1983.

Bolen, Jean Sninoda, doctor en Medicina: *Godesses in Everywoman,* San Francisco, Harper & Row, Inc., 1984.

Brandon, Nathaniel: *The Psychology of Romantic Love*, Los Ángeles, J. P. Tarcher, Inc. 1980.

Brandon, Nathaniel: *The Psychology of Self Esteem, Nueva York,* Bantam Books, 1969.

Butler, Sandra: *Conspiracy of Silence: The Trauma of Incest,* San Francisco, Volcano Press, 1980.

Cowan, Connell, y Melvyn Kinder: *Smart Women, Foolish Choices,* Nueva York, Crown, 1985.

Forward, doctor Susan y Joan Torres: *Men Who Hate Women & The Women Who Love Them,* Toronto, Bantam Books, 1986.

Friday, Nancy: *My Mother My Self*, Nueva York, Delacorte Press, 1977.

Hayley, Jay: *Uncommon Therapy, The Psychiatric Techniques of Milton H. Erickson, doctor en Medicina.* Nueva York, W. W. Norton, 1973.

Herman, Judith Lewis: *Father-Daughter Incest,* Cambridge, MA, Harvard University Press, 1981.

Leonard, Linda Schierse: *On The Way To The Wedding, Transforming The Love Relationship,* Boston, Shambhala, 1986.

Leonard, Linda Schierse: *The Wounded Woman, Healing the Father-Daughter Relationship,* Athens, OH, Swallow Press, 1982.

Lerner, Harriet Goldhor, doctor en Psicología: *The Dance of Anger, A Woman´s Guide to Changing the Patterns of Intimate Relationships,* Nueva York, Harper & Row, 1985.

Norword, Robin: *Women Who Love Too Much,* Los Ángeles, J. P. Tarcher, Inc., 1985.

Shainess, Natalie, doctor en Medicina: *Sweet Suffering, Woman as Victim,* Indianapolis, The Bobbs-Merrill Co, Inc., 1984.

Woodman, Marion: *Addiction to Perfection,* Toronto, Inner City Books, 1982.

TERAPIA GESTALT

Fagan, Joen, e Irma Lee ·Shepherd: *Gestalt Therapy Now*, Nueva York, Harper Colophon Books, Harper & Row, 1970.

Latner, Joel, doctor en Psicología: *The Gestalt Therapy Book.* Nueva York, The Julian Press, Inc. 1973.

Perls, Frederick S., doctor en Medicina y Psicología: . *Gestalt Therapy Verbatim.* Lafayette, CA, Real People Press, 1969.

Perls, Frederick S., doctor en Psicología: *In and out the Garbage Pail,* Lafayette, CA, Real People Press, 1969.

Polster, Erving, y Miriam Polster: *Gestalt Therapy Integrated,* Nueva York, Brunner / Mazel, 1973.

Rosenblatt, Daniel: *Opening Doors, What Happens in Gestalt Therapy,* Nueva York, Harper & Row, 1975.

Stevens, John O. (ed.): *Gestalt Is,* Moab, UT, Real People Press, 1975.

Zinker, Joseph: *Creative Process In Gestalt Therapy,* Nueva York, Vintage Books, 1978.

ANÁLISIS TRANSACCIONAL

Berne, Eric: *Beyond Games and Scripts,* Nueva York, Grove Press, Inc., 1976.

Berne, Eric, doctor en Medicina: *Transactional Analysis in Psychotherapy,* Nueva York, Grove Press, Inc., 1961.

Berne, Eric, doctor en Medicina: *What Do You Say After You Say Hello?* Nueva York, Grove Press, Inc., 1972.

Goulding, Mary McClure, y Robert L. Goulding: *Changing Lives Through Redecision Therapy,* Nueva York, Brunner / Mazel, 1979.

James, Muriel: *Breaking Free, Self-Reparenting For a New Life,* Reading, MA, Addison-Wesley, 1981.

James, Muriel y Dorothy Jongeward: *Born to Win.* Reading, MA, Addison-Wesley, 1981.

Schiff, Jacqui: *Cathexis Reader, Transactional Analysis, Treatment of Psychosis,* Nueva York, Harper & Row, Inc., 1975.

Steiner, Claude, doctor en Psicología: *Games Alcoholics Play: The Analysis of Life Scripts,* Nueva York, Grove Press, 1971.

LA DIMENSIÓN MENTAL

CONSCIENCIA DE PROSPERIDAD

Cole-Whittaker, Terry: *How to Have More In a Have-Not World,* Nueva York, Fawcett Crest, 1983.

Laut, Phil: *Money Is my Friend,* Hollywood, CA, Trinity Publications, 1978.

Leonard, Jim, y Ohil Laut: *Rebirthing: The Science of Enjoying All of Your Life,* Hollywood, CA, Trinity Publications, 1983.

Maltz, Maxwell, doctor en Medicina, F.I.C.S.: *Psycho-Cybernetics,* Nueva York, Simon & Schuster, 1960.

Mandel, Bob: *Open Heart Therapy,* Berkeley, CA, Celestial Arts, 1984.

Orr, Leonard, y Sondra Ray: *Rebirthing in the New Age,* Berkeley, CA, Celestial Arts, 1977 y 1983.

Patent, Anold M: *You Can Have it All*, Piermont, Nueva York, Money Mastery Publishing, 1984.

Ponder, Catherine: *The Dynamic Laws of Prosperity,* Marina del Rey, CA, DeVorss & Company, 1962.

Ponder, Catherine: *The Prospering Power of Love,* Marina del Rey, CA, DeVorss & Company, 1966.

Ray, Sondra: *Celebration of Breath,* Berkeley, CA, Celestial Arts, 1983.

Ray, Sondra: *I Deserve Love,* Millbrae, CA, Les Femmes, 1976.

Ray, Sondra: *Loving Relationships,* Berkeley, CA, Celestial Arts, 1980.

Ray, Sondra: *The Only Diet There Is,* Berkeley, CA, Celestial Arts, 1981.

Ross, Ruth, doctor en Psicología: *Prospering Woman,* Mill Valley, CA, Whatever Publishing, Inc., 1982.

Sher, Barbara, y Annie Gottlieb: *Wishcraft, How to Get What You Really Want,* Nueva York, Ballantine Books, 1979.

Waitley, Denis: *10 Seeds of Greatness,* Old Tappan, NJ, Fleming H. Revell Company, 1983.

LA DIMENSIÓN ESPIRITUAL

Adler, Vera Stanley: *From the Mundane to the Magnificent,* York Beach, ME, Samuel Weiser, Inc., 1979.

Adler, Vera Stanley: *The Finding of the Third Eye,* Nueva York, Samuel Weiser, Inc., 1983.

Assagioli, Roberto, doctor en Medicina: *Psychosynthesis,* Nueva York, Penguin Books, 1965

Capra, Fritjof: *The Tao of Physics,* Toronto, Bantam Books, 1976.

Easwaran, Eknath: *Dialogue with Death,* Nilgiri Press, 1981.

Fankhauser, Jerry, M.S.W: *From a Chicken to an Eagle,* Farmingdale, NY, Coleman Graphics, 1980.

Faraday, doctor Ann: *Dream Power,* Berkeley, CA, Berkeley Publishing Corporation, 1972.

Garfield, Patricia L, doctor en psicología: *Creative Dreaming,* Nueva York, Ballantine Books, 1974.

Jampolsky, Gerald G.: *Goodbye to Guilt, Releasing Fear Through Forgiveness,* Toronto, Bantam Books, 1985.

Jampolsky, Gerald G: *Love is Letting Go Of Fear,* Berkeley, CA, Celestial Arts, 1979.

Jampolsky, Gerald G: *Teach Only Love, The Seven Principles of Attitudinal Healing,* Toronto, Bantam Books, 1983.

Joy, W. Brugh, doctor en Medicina: *Joy's Way, A Map For The Transformational Journey,* Los Ángeles, J.P. Tarcher, 1979.

McDonald, Phoebe: *Dreams, Night Language of the Soul,* Baton Rouge, Mosaic Books, 1985.

Moss, Richard, doctor en Medicina: *The I That Is We,* Millbrae, CA, Celestial Arts, 1981.

Nelson, Ruby: *The Door Of Everything,* Marina del Rey, CA, DeVorss & Company, 1985.

Rodegast, Pat, y Judith Stanton: *Emmanuel's Book,* Nueva York, Some Friends of Emmanuel, 1985.

Small, Jacquelyn: *Transformers, The Therapists of the Future*, Marina del Rey, CA, DeVorss & Company, 1982.

Stone, Hal, doctor en Psicología: *Embracing Heaven and Earth, A Personal Odessey,* Marina del Rey, CA, DeVorss & Company, 1985.

Stone, Hal, doctor en Psicología, y Sidra Winkelman, doctora en Psicología, *Embracing Our Selves,* Marina del Rey, CA, DeVorss & Company, 1985.

Vaughn, Frances: *The Inward Arc,* Boston, Shambhala, 1986.